肝特异性MRI 对比剂应用

病例荟萃

金征宇 ◎ 主审

宋 彬 陈 敏 赵心明 ◎ 主编

科学技术文献出版社
SCIENTIFIC AND TECHNICAL DOCUMENTATION PRESS
·北京·

图书在版编目（CIP）数据

肝特异性MRI对比剂应用病例荟萃 / 宋彬，陈敏，赵心明主编. —北京：科学技术文献出版社，2019.11
　ISBN 978-7-5189-5801-6

Ⅰ. ①肝…　Ⅱ. ①宋…　②陈…　③赵…　Ⅲ. ①肝疾病—核磁共振成像—诊断学
Ⅳ. ①R575.04

中国版本图书馆CIP数据核字（2019）第148629号

肝特异性MRI对比剂应用病例荟萃

策划编辑：张　蓉　责任编辑：张　蓉　巨娟梅　责任校对：文　浩　责任出版：张志平

出 版 者　科学技术文献出版社
地　　址　北京市复兴路15号　邮编 100038
编 务 部　（010）58882938，58882087（传真）
发 行 部　（010）58882868，58882870（传真）
邮 购 部　（010）58882873
官方网址　www.stdp.com.cn
发 行 者　科学技术文献出版社发行　全国各地新华书店经销
印 刷 者　北京地大彩印有限公司
版　　次　2019 年 11 月第 1 版　2019 年 11 月第 1 次印刷
开　　本　787×1092　1/16
字　　数　253千
印　　张　12.75
书　　号　ISBN 978-7-5189-5801-6
定　　价　186.00元

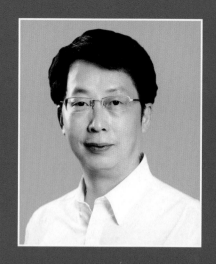

主编简介

宋 彬

教授，主任医师，博士研究生导师。四川大学华西医院放射科主任暨医学影像中心主任。

学术任职

现任四川省影像学术和技术带头人，四川省卫生健康委员会放射医学质量控制中心主任，中国医师协会放射医师分会副会长，中国医师协会基层医师继续教育华西学院副院长，中华医学会放射学分会常务委员、中华医学会放射学分会腹部学组组长，中国医院协会医学影像中心管理分会常务委员，四川省医学会放射学专业委员会主任委员，四川省医师协会放射医师分会前任主任委员，亚洲腹部放射学学会执委会委员，北美放射学会会员、欧洲放射学会会员、欧洲腹部放射学会会员。担任 *Abdominal Imaging* 编委，*Radiology*、*PLOS One* 杂志审稿人，多本国家规划教材《医学影像学》及分册的主编和编委，《放射学实践》《实用放射学杂志》《中华消化病与影像杂志（电子版）》等12种专业期刊的副主编和编委。

专业特长

以腹部疾病的影像学诊断、功能性显像和腹部放射解剖学为亚专业方向，擅长腹部疾病的影像学诊断。

科研教学

近5年内，作为课题负责人，先后承担了包括国家自然科学基金、国家工信部、国家卫生健康委员会和教育部博士点基金等在内的12项科研课题；作为课题主要研究人员（分课题负责人）和骨干参加了17项国家级和省部级科研课题。近5年内，作为主要研究人员先后获得3次四川省科学技术进步奖。

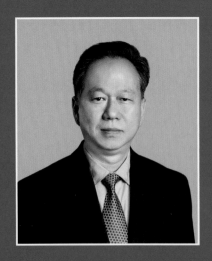

陈 敏

教授，主任医师，医学博士。北京医院放射科主任兼医学影像中心主任，北京协和医学院及北京大学医学部博士研究生导师，北京协和医学院博士后导师。

主编简介

学术任职

现任中华医学会放射学分会副主任委员，北京医学会放射学分会候任主任委员，北京医师协会放射医师分会副会长，中国医师协会放射医师分会常务委员，中国医学影像技术研究会常务理事，中国医学装备协会磁共振应用专业委员会副主任委员，中国医疗保健国际交流促进会放射学分会副主任委员，中国老年医学学会放射学分会副会长，中国医用磁共振学会副会长，国家自然科学基金委员会评审专家，全国卫生产业企业管理协会健康服务适宜技术分会专家委员会首席专家。担任《中华放射学杂志》副总编辑，《临床放射学杂志》副主编，《功能与分子医学影像学》副主编，《泌尿生殖系统影像诊断学》《放射学高级教程（第2版）》《腹部放射诊断学》《中华临床医学影像学泌尿生殖分册》等多部书籍的主编、编委及主审。

专业特长和科研工作

临床工作主要从事腹部及泌尿生殖系统疾病的影像诊断和全身磁共振诊断。近5年内，作为课题负责人先后承担了包括国家自然科学基金、国家重点研发计划、卫健委公益性行业科研专项等在内的11项科研项目，获北京医学科技奖三等奖，2018年荣获第十一届"中国医师奖"。

主编简介

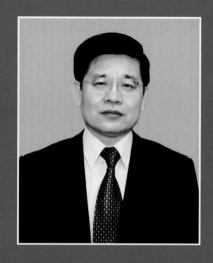

赵心明

教授，主任医师，博士研究生导师。中国医学科学院肿瘤医院影像诊断科主任。

学术任职

现任中国研究型医院学会肿瘤影像诊断学专业委员会主任委员，中华医学会放射学分会腹部专业委员会副主任委员，中国抗癌协会肿瘤影像专业委员会副主任委员，中国装备协会普通放射装备专业委员会副主任委员兼秘书长，中国医疗保健国际交流促进会胰腺疾病分会副主任委员及国内多个专业委员会的常务委员或委员。担任 *Cancer* 等多个杂志审稿专家，国家及教育部、北京市科技奖励评审及多项科研课题评审专家，中央保健会诊专家。

专业特长

从事肿瘤影像诊断工作及教学20余年，擅长肝胆胰肿瘤的影像诊断及疑难病例分析。

科研成果

在研多项重要课题，科研经费300多万元。发表学术论文100余篇，其中SCI论文7篇，主编专著1部，参编专著数十部。获省部级以上科研成果奖6项。

编委会

高玉颖　中国医科大学附属盛京医院

梁宗辉　复旦大学附属华山医院静安分院

蒋　涛　首都医科大学附属北京朝阳医院

曾献军　南昌大学第一附属医院

赖清泉　福建医科大学附属第二医院

雷军强　兰州大学第一医院

詹阿来　福建医科大学附属漳州市医院

薛蕴菁　福建医科大学附属协和医院

编写秘书　李　谋　王海屹　伍　兵

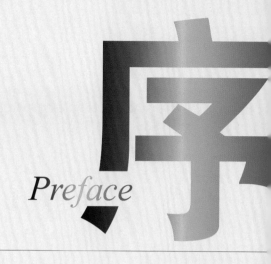

序 *Preface*

随着现代科学技术的飞速发展，影像设备硬件、软件及其相关功能性成像设备不断推陈出新，影像医学已经从最初依靠形态学诊断，向功能性、靶向性和微观性发展。影像医学作为多学科融合的代表性学科，是医学领域中知识更新最快的学科之一，这无疑对放射科医生、技师及相关研究人员的知识储备提出了更高要求。

钆贝葡胺（gadobenate dimeglumine，Gd-BOPTA）自于临床上使用以来，在肝及神经系统取得了巨大成效，为临床医生解决了实际问题。由此，我们认为在临床使用肝特异性MRI对比剂Gd-BOPTA越来越广泛的情境下，集合全国知名腹部影像专家，编纂一本对Gd-BOPTA进行全面讲解和临床应用病例展示的书籍，有利于增加影像、临床科室对Gd-BOPTA的了解，并指导中国放射科医师规范化地用好Gd-BOPTA这一有力的影像诊断工具。

宋彬、陈敏和赵心明主编都是我的好友及战友，具有极高的学术水平，在国内外学术界具有强大的影响力。三位主编编纂而成的《肝特异性MRI对比剂应用病例荟萃》特色鲜明，不同于以往其他教科书：本书每一节即为一个Gd-BOPTA的应用病例，从病史到影像，从影像到病理，从病理到诊断，详尽地分析了每一个病例，力求简单、易懂、图文并茂。在每一节的文末，都有凝练的"知识点"（即病案点评），对内容进行了归纳总结，提纲挈领，方便学习、记忆。该书不论是对临床医生还是放射科医师、技师，都是非常有价值的参考工具，一定会给Gd-BOPTA的进一步推广、进一步规范使用带来积极影响。

金征宇

2019年6月

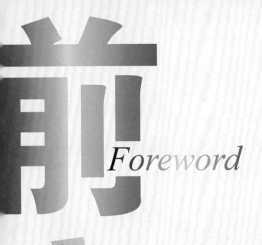

前言

Foreword

　　《肝特异性MRI对比剂应用病例荟萃》作为一本实用的工具书，全面介绍了钆贝葡胺（Gd-BOPTA）的相关知识，可指导技师进行Gd-BOPTA的标准MRI扫描，也可作为医师诊断肝胆疾病的参考工具书。因此，在编写中，我们要求编委力争于书中贯穿近年来关于Gd-BOPTA的诊疗指南与专家共识，以突出新颖性、实用性、系统性、科学性和权威性，做到新颖性与实用性的有机统一。

　　在本书中，内容涉及Gd-BOPTA的方方面面，包括Gd-BOPTA的理化性质、扫描方案和临床应用。作为本书的主体——病例荟萃，又广泛囊括了相关肝胆疾病，包括①肝良性病变，如肝局灶性结节增生、肝腺瘤及血管瘤等；②肝恶性病变，如原发性肝细胞癌、肝转移瘤等。另外，本书还涉及肝储备功能的评价、胆管系统的显示等，非常详细地将Gd-BOPTA在肝的应用展示出来。在展示的过程中，我们特别强调了疾病在肝胆期的表现，突出了Gd-BOPTA作为肝特异性MRI对比剂的应用亮点。

　　在本书的编写过程中，我们得到了多位德高望重的前辈专家的支持与鼓励，在此表示由衷感谢。同时，我们还荣幸地邀请到中华医学会众多知名专家（详见编者名单）参与编写。他们从十分繁重的临床医疗、科研与教学中抽出宝贵时间，积极为本书赐稿，不仅使本书增色甚多，更体现出专家们对医学影像事业的挚爱！另外，科学技术文献出版社对本书的出版十分重视，给予了大力支持，在此一并表示衷心感谢。

　　由于本书编写人员较多，编写时间较为仓促，写作风格与技巧各异，在某些观点与取材方面的片面或谬误之处在所难免，殷切期望各位专家和同道给予批评、指正，以便再版时充实提高。

宋　彬　陈　敏　赵心明

2019年6月

目　录 CONTENTS

CONTENTS

第一篇

▶ 概　述

1

钆贝葡胺（gadobenate dimeglumine，Gd-BOPTA）是一种T_1加权阳性对比剂，除了具有传统非特异性细胞外间隙（extracellular space，ECS）对比剂的特点，还有其独特的属性：①Gd-BOPTA有一条脂性的侧链，能与蛋白质发生微弱而短暂的结合，从而使其弛豫率明显高于其他顺磁性对比剂；②它具有双重排泄途径，绝大部分（约95%）通过肾排泄，少量（约5%）通过胆管排泄，这使其具有传统细胞外间隙对比剂和肝细胞特异性对比剂的双重成像功能。Gd-BOPTA的人体推荐剂量是0.1mmol/kg，对比剂进入人体后，首先分布在血管和组织间隙中，随后对比剂在有机离子转运多肽作用下进入肝细胞，最后经肾和胆管排泄。Gd-BOPTA增强前期成像功能与非特异性细胞外间隙对比剂一致，可做多期动态扫描，反映病灶的血供情况；增强后期90～120分钟时正常肝实质因摄取对比剂而呈持续性高增强，而非肝细胞性病灶及大部分肝细胞癌（hepatocellular carcinoma，HCC）因不摄取对比剂呈低强化，二者形成明显信号差异，有利于病灶的显示。前期依赖血供，后期依赖肝细胞功能，故Gd-BOPTA为双功能性对比剂，具细胞外间隙对比剂和肝特异性对比剂双重作用。

一、Gd-BOPTA 的理化特性

Gd-BOPTA是一种由顺磁性钆离子和螯合剂BOPTA结合的新型对比剂，BOPTA在钆离子的周围形成一个稳定的八面球体，以葡甲胺作为唯一的成盐剂，配以钆贝酸。Gd-BOPTA不仅可以缩短人体组织氢原子的纵向弛豫时间（T_1），还能轻微缩短横向弛豫时间（T_2），Gd-BOPTA在人类血浆中的T_1和T_2值明显高于在水溶液20MHz时的T_1和T_2值，且是传统非特异性细胞外间隙对比剂钆喷酸葡胺（gadopentetate dimeglumine，Gd-DTPA）的2倍，主要是因为Gd-BOPTA中亲脂性的苯环与血清蛋白呈微弱而短暂的结合，减少了钆分子的滚动率，因而提高了氢质子的弛豫率。

二、Gd-BOPTA 的药代动力学特点

早期的动物和临床试验对Gd-BOPTA的药代动力学研究结果表明，Gd-BOPTA在静脉注射后能快速地分布于血浆中，然后转向细胞外间隙，呈一个双指函数，即由一个分布相和一个排泄相组成，人体内的Gd-BOPTA（剂量0.005mmol/kg、0.05mmol/kg、0.1mmol/kg和0.2mmol/kg）分布和清除半衰期分别为0.085～0.36小时和1.17～1.68小时，总的分布容积为0.170～0.248L/kg体重。

Gd-BOPTA在中国的批准剂量为0.1mmol/kg，在欧洲已批准用于全身增强成像，其中肝、肾、泌尿系统和肾上腺的批准剂量为0.05mmol/kg。美国最新的一些研究中，主要使用0.1mmol/kg剂量的Gd-BOPTA用于肝增强扫描。

钆贝酸离子主要通过肾排泄，很少量通过肝排泄，且其排泄迅速，在24小时内，

78%～94%的给药剂量以原形从尿中排出。Gd-BOPTA人体代谢机制：进出肝细胞的转运是通过血窦和胆管膜上的多肽实现，Gd-BOPTA通过有机离子转运多肽（organic anion transporting polypeptides，OATP1B1/B3）进入肝细胞，经胆小管转运体多药抑制蛋白（multiple resistance-associated protein 2，MRP2）分泌进胆小管内，Gd-BOPTA可以通过血窦转运体MRP3/MRP4回到血窦。从Gd-BOPTA的药代动力学特点可以看出，它不仅具有和传统细胞外间隙对比剂相同的功能，还具有作为肝特异性对比剂的功能。

（陈　敏　王海屹　伍　兵　贾宁阳）

【参考文献】

1.上海博莱科信谊药业有限责任公司，钆贝葡胺注射液说明书. 2016.

2. Thian YL，Riddell AM, Koh DM.Liver-specific agents for contrast-enhanced MRI: role in oncological imaging.Cancer Imaging, 2013，13（4）:567-579.

3. Shen Y, Goerner FL，Snyder C, et al. T_1 relaxivities of gadolinium-based magnetic resonance contrast agents in human whole bloodat 1.5, 3, and 7 T.Invest Radiol, 2015, 50（5）:330-338.

4. Chu LC, Pozzessere C, Corona-Villalobos CP, et al. Evaluation of Hepatocellular Carcinoma Tumor Response After Transcatheter ArterialChemoembolization Using Gadobenate Dimeglumine-Enhanced Liver Magnetic Resonance.J Comput Assist Tomogr, 2016, 40（6）:856-862.

5. Pastor CM，Müllhaupt B，Stieger B. The role of organic anion transporters in diagnosing liver diseases by magnetic resonance imaging. Drug Metab Dispos, 2014, 42（4）:675-684.

6. Nassif A，Jia J, Keiser M，et al.Visualization of hepatic uptake transporter function in healthy subjects by using gadoxetic acid-enhanced MR imaging.Radiology, 2012，264（3）:741-750.

7. Jia J, Puls D, Oswald S, et al. Characterization of the intestinal and hepatic uptake/efflux transport of the magnetic resonance imaging contrast agent gadolinium-ethoxylbenzyl-diethylenetriamine-pentaacetic acid.Invest Radiol, 2014, 49（2）:78-86.

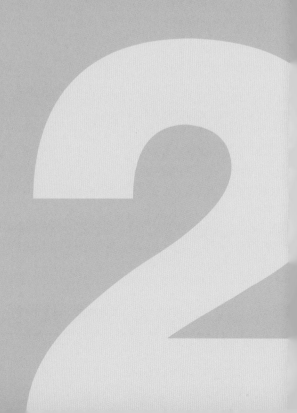

第二篇

▶▶ 扫描技术及序列

2

优化肝实质、血管、胆管系统的显示，提高肝脏局灶性病变检出和定性诊断的能力，是采用肝胆特异性MRI对比剂Gd-BOPTA进行肝MRI检查的主要目的。为实现上述目的，需用到多种脉冲序列和成像方法，主要包括①T$_2$加权单次激发快速自旋回波序列；②T$_1$加权正、反相位梯度回波序列；③呼吸触发脂肪抑制T$_2$加权快速自旋回波序列；④扩散加权成像；⑤重T$_2$加权快速自旋回波序列；⑥脂肪抑制T$_1$加权3D梯度回波序列（平扫、多期动态增强扫描、肝胆特异期均需要使用）；⑦磁敏感加权成像（选择性应用）。

由于Gd-BOPTA的双相增强作用，除了常规肝MRI扫描序列和增强后动态期扫描外，在动态期扫描后的40～120分钟（必要时延迟至180分钟）可进行肝胆期（hepatobiliary phase，HBP）数据采集。

推荐扫描流程见表2-1-1。

表2-1-1　钆贝葡胺增强MRI扫描方案

脉冲序列	方位	TR/TE（ms）	翻转角（FA）	视野（FoV，mm）	层厚/间距（mm）	矩阵	脂肪饱和
T$_2$加权单次激发快速自旋回波序列	冠状面	800/78	150	360	6/1	256×205	否
3D T$_1$加权扰相梯度回波序列（同/反相位）	轴位						否
T$_2$加权自旋回波序列	轴位	3000/86	150	360	6/1	320×224	是
DWI（b=0/800）	轴位						
3D MRCP	冠状面		140	360	1/0	384×381	是
3D T$_1$加权梯度回波序列	轴位	5.1/2.3	10	360	4/0	256×192	是
注射Gd-BOPTA		0.2ml/kg体重（0.1mmol/kg体重）+至少20ml生理盐水，速率2ml/s					
3D T$_1$加权梯度回波序列（三动脉期）	轴位	5.1/2.3	10	360	5/0	256×128	是
3D T$_1$加权梯度回波序列（门静脉期）	轴位	5.1/2.3	10	360	4/0	256×128	是
3D T$_1$加权梯度回波序列（延迟期）	轴位	5.1/2.3	10	360	4/0	256×128	是
肝胆特异期		注射Gd-BOPTA后40～120分钟					
3D T$_1$加权梯度回波序列（肝胆特异期）	轴位	5.1/2.3	20	360	4/0	256×128	是
3D T$_1$加权梯度回波序列（肝胆特异期）	冠状面	5.1/2.4	20	360	2/0	256×179	是

一、常规平扫

1.冠状面单次激发快速自旋回波序列T₂WI。

2.轴位正、反相位梯度回波序列T₁WI　常规采用2D扰相梯度双回波序列来进行成像，如采用3D扰相梯度回波序列结合Dixon技术进行成像，则可在获得正、反相位图像的同时获得水相、脂肪相图像。

3.轴位呼吸触发脂肪抑制快速自旋回波序列T₂WI　高分辨的呼吸触发T₂加权序列结合BLADE、Propeller、Multivane技术，能有效去除呼吸运动伪影、血管搏动伪影及胃肠道蠕动导致的模糊效应。脂肪抑制技术能减轻运动伪影，去除化学位移伪影并降低脂肪浸润肝的信号水平，使肝包膜表面能很好地显示，增加病灶与肝实质的对比，便于病灶检测。

4.弥散加权成像（diffusion weighted imaging，DWI）　低b值=50s/mm²时，能抑制血管内信号，与黑血T₂加权相相似，可增加病灶（尤其是血管周围小病灶）的检出。高b值=800s/mm²时，虽然图像信噪比相对下降，且对运动敏感，但能增加病灶与肝组织的信号差别，有助于鉴别囊性肿块和血管瘤。

5.磁共振胆胰管成像（magnetic resonance cholangiopancreatography，MRCP）　由于高浓度钆螯合物的T₂*效应，在胆管系统中高浓度的钆对比剂可能导致T₂加权图像的信号失真，易与结石等充盈缺损低信号混淆。高空间分辨率的3D呼吸触发MRCP扫描时间较长，更容易受到胆管内钆对比剂的影响，因此建议在使用Gd-BOPTA之前进行成像。

6.轴位脂肪抑制3D梯度回波序列T₁WI（VIBE\LAVA\THRIVE）。

二、多期动态增强扫描

经外周静脉注射对比剂，至少20ml生理盐水冲洗，注射流率2ml/s。目前被FDA批准并由供应商推荐的成年人剂量为：0.2ml/kg体重（0.1mmol/kg体重）。

多期动态增强扫描：轴位脂肪抑制3D梯度回波序列T₁WI（VIBE\LAVA\THRIVE）

动脉期（arterial phase，AP）　动脉期数据采集的时机对于评估富血管肿块、显示肝血管及其与肝肿块之间的关系极为重要。目前，有多种扫描策略被提出，以获得准确、充足的动脉期数据采集，包括在对比剂注射开始至数据采集开始之间设置固定的延迟时间、小剂量测试法、自动或半自动透视监测法及自动延迟触发结合多个连续的动脉期数据采集。其中，设置固定的延迟时间并不可取，因为动脉强化的时机受到多种因素的影响（如患者心输出量、BMI等），也不建议选择小剂量测试法，因为取出1~2ml的Gd-BOPTA用于测试后，可能导致没有足够容量的对比剂来执行推荐剂量的扫描，且理论上来说，试验剂量引起的肝实质强化可能影响到肝脏局灶性病变的检出和影像特征显示。推荐采用透视监控技术，结合K空间中心优先采集技术来获得最佳动脉期数据采集时机。

为了获得优质的动脉晚期图像，必须保证在对比剂到达门静脉主干的同时采集数据填充到K空间中心。实现时间匹配的方案是：缩短扫描时间、通过降低注射流率来延长成像时间窗、一次扫描获取几个时间分辨率较高但空间分辨率相对降低的连续动脉期时相数据。近年来，随着钥匙孔技术、并行采集技术、压缩感知技术的发展，在提高扫描序列时间分辨率的同时，也保证了图像空间分辨率和信噪比，使用多期动脉期扫描的方法已较为普及，既能够提供动脉晚期数据（最适合病变特征显示），又能提供额外的动脉早期或中期数据（最适合血管显示）。

建议注射对比剂后（60岁以下15秒、60岁以上20秒）采用快速平行梯度回波序列进行一次闭气的多期动脉期扫描（全肝≤10秒/次，采集2次，或全肝4～6秒/次，采集3次），以保证能够采集到肝动脉早期、晚期图像。

门静脉期（portal venous phase，PVP） 注射对比剂后60～90秒，采用高空间分辨率的T_1加权脂肪抑制3D梯度回波序列进行闭气扫描。

延迟期（delayed phase，DP） 注射对比剂后3～5分钟，使用与门静脉期扫描相同的序列进行闭气扫描。磁共振细胞外对比剂在该时刻均匀分布在血管内和血管外-细胞外腔隙，而Gd-BOPTA则分布于肝内的4个腔室，即血管内、血管外-细胞外腔隙、肝细胞内和胆管系统。

三、肝胆特异期扫描

采用轴位及冠状面脂肪抑制3D梯度回波序列T_1WI（VIBE/LAVA/THRIVE）。当检测到胆汁混浊时，可以认为已经进入了肝胆特异期阶段。但是，胆管对比剂排泄也可能出现异常，如果早期就在胆管内看到对比剂，常见原因可能有①血管性胆管瘘；②继发于意外或医源性创伤；③血管疾病、炎症或肿瘤引起。

肝功能正常的患者，建议在注射对比剂90分钟后扫描；如果要观察胆管情况，在注射对比剂后120分钟左右扫描较为适宜。对于肝硬化患者，延迟至3小时进行扫描可提供较高的肝-病变对比度，提高对小肝癌的诊断性能，有助于良恶性病变的鉴别诊断。

采用同门脉期、移行期扫描相同的脉冲序列来获得肝胆特异期图像，利于肝胆特异期数据与多期动态增强扫描阶段获得的其他数据进行比较。同时，由于肝胆特异期持续时间较长，采集速度不再是影响图像质量至关重要的因素，因此可以采用自由呼吸或呼吸触发的T_1加权高空间分辨率3D脉冲序列进行成像，以减轻呼吸运动伪影并提高图像空间分辨率，获得更高质量的肝胆特异期图像。

在肝胆特异期采用更高的翻转角度进行成像，能够增加3D梯度回波序列的T_1权重，有助于提高不同组织间的显示差异。对于多期动态增强肝MRI，翻转角度通常在 $10°\sim15°$ 。翻转角20° 最利于显示胆管；翻转角15° 可提高血管与肝之间的对比；翻转角25°~30° 可提高肝与肌肉之间的对比。

（李真林　丁莹莹　梁宗辉）

【参考文献】

1.中华医学会放射学分会腹部学组.磁共振成像对比剂钆贝葡胺肝应用专家共识.中华肝胆外科杂志, 2017, 23(9):577-584.

2.Lee ES, Lee JM, Yu MH, et al.High spatial resolution, respiratory-gated, T_1-weighted magnetic resonance imaging of the liver and the biliary tract during the hepatobiliary phase of gadoxetic Acid-enhanced magnetic resonance imaging.J Comput Assist Tomogr, 2014, 38(3):360-366.

第三篇

▶ Gd-BOPTA应用病例

3

第一章 ┃ 肝良性病变

第一节　正常肝增强表现

▌病例 1　中年人▌

【病例介绍】

患者男，43岁，体检行肝磁共振检查。患者一般情况良好，既往无肝炎病史，查体无特殊发现。实验室检查：血红蛋白128g/L（参考值115～150g/L），肝功能、乙型肝炎及丙型肝炎抗原、甲胎蛋白（alpha-fetoprotein，AFP）、CA199、CEA、CA125均为阴性。

【影像技术】

注射方式：经外周静脉注射Gd-BOPTA，剂量0.1mmol/kg，速率2ml/s；动脉期（注药后15～40秒）、门静脉期（60秒）及延迟期（3～5分钟）、肝胆期（30分钟、60分钟、90分钟）扫描，序列mDIXON：TR3.7ms，TE 1.3ms，层厚4.0mm，FoV 400mm，体素大小1.0mm×1.0mm×2.0mm，翻转角10deg，WFS 0.307（pix）/BW 1413.2（Hz）。

【MRI 表现】

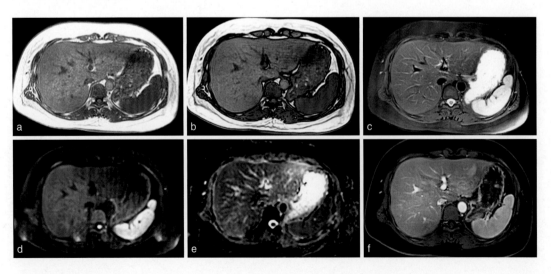

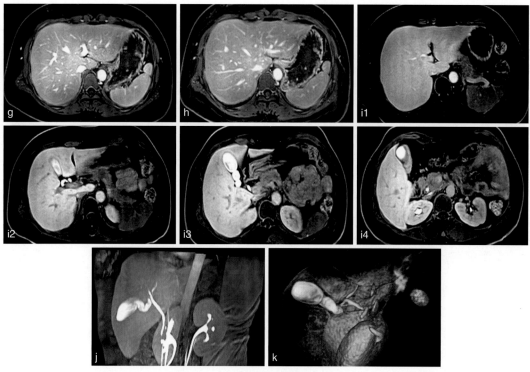

图1-1-1　正常肝增强表现（中年人）

a.同相位；b.反相位T$_1$WI示T$_1$图像肝信号均匀；c.T$_2$WI示T$_2$信号均匀；d.DWI；e.ADC示肝弥散未见受限；f.动脉期肝未见异常强化；g.门静脉期；h.延迟期示肝未见异常强化，肝实质均匀强化，脾强化程度逐渐减退；i1～4.肝胆特异期示肝实质仍均匀强化，脾强化程度减退至平扫水平，同时可见肝门部胆管、胆囊及胆总管内对比剂（Gd-BOPTA）填充；j.肝胆期3D多平面重建（multi-planner reformation，MPR）；k.肝胆期3D容积重建（volume rendering，VR）显示肝门部胆管、胆囊及胆总管

【诊断要点】

正常肝表现如下。

平扫　T$_1$WI、T$_2$WI图像肝信号均匀；DWI、ADC图示肝弥散未见受限。

增强　注射Gd-BOPTA后，动脉期肝未见异常强化；门静脉期、延迟期示肝未见异常强化、肝实质均匀强化、强化程度逐渐增强、脾强化程度逐渐减退。

特异期表现　肝胆特异期肝实质仍均匀强化，脾强化程度减退至平扫水平，同时可见肝门部胆管、胆囊及胆总管内对比剂（Gd-BOPTA）填充；肝胆特异期3D MPR及3D VR显示肝门部胆管、胆囊及胆总管。

【病案点评】

该病例为正常肝，其MRI影像表现未见异常信号，主要在于肝胆特异期可见正常肝仍维持强化程度，脾强化程度减退到平扫时的信号强度，胆管系统开始显影，30分钟左右肝内胆管、肝门部胆管显影，60~90分钟胆囊及胆总管显影，能够很好地确定胆管系统是否有病变。

（赖清泉　蔡　驰　王　毅）

▌ 病例2　儿童 ▌

【病例介绍】

患儿男，11岁。因"右上腹痛1个月余"入院。患者一般情况良好，既往无肝炎病史，查体无特殊发现。实验室检查：未做。

【影像技术】

注射方式：经外周静脉注射Gd-BOPTA，剂量0.1mmol/kg，速率2ml/s；注药后依次获取动脉早期（15~25秒）、动脉晚期（25~30秒）、门静脉期（45~75秒）及延迟期（2分钟、3分钟、5分钟、10分钟）、肝胆期（120分钟）图像，序列LAVA：TR 3.7ms，TE 1.7ms，层厚2.0mm，FoV 360mm×360mm，体素大小1.2mm×1.2mm×2.0mm，翻转角12deg，带宽200 Hz/Px。

【MRI 表现】

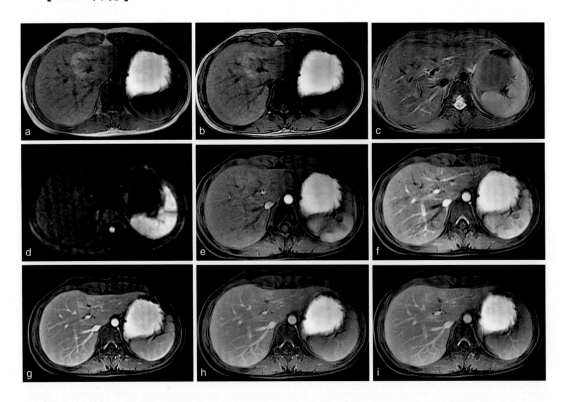

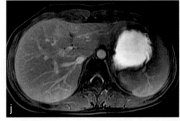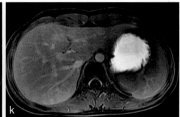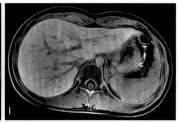

图1-1-2　正常肝增强表现（儿童）

a.同相位；b.反相位T₁WI示肝实质呈均匀稍高信号，肝内血管及胆管呈低信号；c.T₂WI示肝实质呈中等信号，肝内血管呈低或高信号，胆管呈高信号；d.DWI示肝实质呈均匀中等信号，肝内血管及胆管呈低信号；e.动脉早期，肝实质信号较平扫T₁WI轻度升高，肝动脉呈高信号，门脉及肝静脉呈低信号；f.动脉晚期，肝实质信号进一步升高，肝动脉及门脉主干呈高信号，肝静脉呈低信号；g.门静脉期，肝实质呈均匀高信号，肝内血管均呈高信号；h～k.延迟期（2分钟、3分钟、4分钟、10分钟），肝实质仍呈均匀高信号，肝内静脉信号要高于肝实质信号；l.肝胆特异期（120分钟），肝实质呈高信号，肝内血管呈低信号，肝门部胆管显影呈高信号

【诊断要点】

正常肝表现如下。

平扫　T₁WI、T₂WI图像肝实质信号均匀；DWI图示肝弥散未见受限。

增强　注射Gd-BOPTA后，动脉期肝未见异常强化；门静脉期、延迟期示肝未见异常强化，肝实质均匀强化，强化程度逐渐增强。

特异期表现　肝胆特异期肝实质仍均匀强化，同时可见肝门部胆管、胆囊及胆总管内对比剂（Gd-BOPTA）填充。

【病案点评】

该病例为正常肝，其MRI影像表现为肝未见异常信号灶，平扫肝实质信号均匀，增强扫描肝实质均匀性强化，主要在于肝胆特异期可见正常肝摄取Gd-BOPTA后呈均匀稍高信号。另外，30分钟左右肝内胆管、肝门部胆管显影，60～90分钟胆囊及胆总管显影，能够很好地确定胆管系统是否有病变。

（王　劲　曹素娥　谢斯栋）

病例3　老年人

【病例介绍】

患者男，63岁，体检行肝MRI检查。患者一般情况良好，既往无肝炎病史，查体无特殊发现。实验室检查：血红蛋白132g/L（参考值115～150g/L），肝功能、乙型肝炎及丙型肝炎抗原、AFP、CA199、CEA、CA125均为阴性。

【影像技术】

注射方式：经外周静脉注射Gd-BOPTA，剂量0.1mmol/kg，速率2ml/s；动脉期（注药后15～40秒）、门静脉期（60秒）及延迟期（3～5分钟）、肝胆期（30分钟、60分钟、90分钟）扫描，序列mDIXON：TR 3.7ms，TE 1.3ms，层厚4.0mm，FoV 400mm，体素大小1.0mm×1.0mm×2.0mm，翻转角10deg，WFS 0.307（pix）/BW1413.2（Hz）。

【MRI表现】

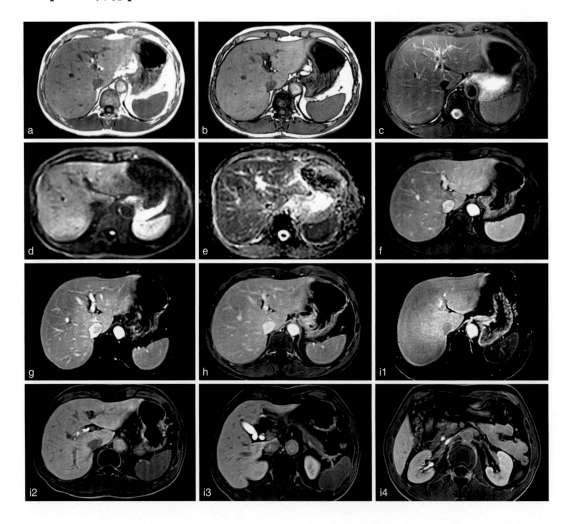

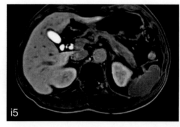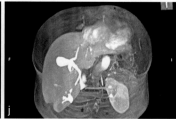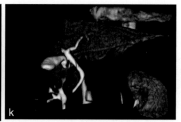

图1-1-3　正常肝增强表现（老年人）

a.同相位；b.反相位T₁WI示肝信号均匀；c.T₂WI示T₂信号均匀；d.DWI；e.ADC示肝弥散未见受限；f.动脉期肝未见异常强化；g.门静脉期；h.延迟期示肝未见异常强化、肝实质均匀强化、脾强化程度逐渐减退；i1～5.肝胆特异期示肝实质仍均匀强化、脾强化程度减退至平扫水平，同时可见肝门部胆管、胆囊及胆总管内造影剂（Gd-BOPTA）填充；j.肝胆期3D MPR示肝门部胆管、胆囊及胆总管；k.肝胆期3D VR示肝门部胆管、胆囊及胆总管

【诊断要点】

正常肝表现如下。

平扫　T₁WI、T₂WI图像肝信号均匀；DWI、ADC图示肝弥散未见受限。

增强　注射Gd-BOPTA后，动脉期肝未见异常强化；门静脉期、延迟期示肝未见异常强化、肝实质均匀强化、强化程度逐渐增强，脾强化程度逐渐减退。

特异期表现　肝胆特异期肝实质仍均匀强化，脾强化程度减退至平扫水平，同时可见肝门部胆管、胆囊及胆总管内造影剂（Gd-BOPTA）填充；肝胆特异期3D MPR及3D VR显示肝门部胆管、胆囊及胆总管。

【病案点评】

该病例为正常肝，其MRI影像表现未见异常信号，主要在于肝胆特异期可见正常肝仍维持强化程度，脾强化程度减退到平扫时的信号强度，胆管系统开始显影，30分钟左右肝内胆管、肝门部胆管显影，60～90分钟胆囊及胆总管显影，能够很好地确定胆管系统是否有病变。

（赖清泉　蔡　驰　王　毅）

第二节 肝血管病

病例1 海绵状血管瘤（动脉期全瘤强化）

【病例介绍】

患者女，54岁，外院B超体检发现肝内结节，肝回声增粗。患者一般情况良好，既往无肝炎病史，查体无特殊发现。实验室检查无特殊。

【影像技术】

注射方式：经外周静脉注射Gd-BOPTA，剂量0.1mmol/kg，速率2ml/s；动脉期（注药后20秒）、门静脉期（60秒）及延迟期（2分钟）、肝胆期（90分钟）扫描，序列VIBE：TR 3.9ms，TE 1.4ms，层厚3.0mm，FoV 250mm×380mm，体素大小1.7mm×1.2mm×3.0mm，翻转角9.0deg，带宽400Hz/Px。

【MRI表现】

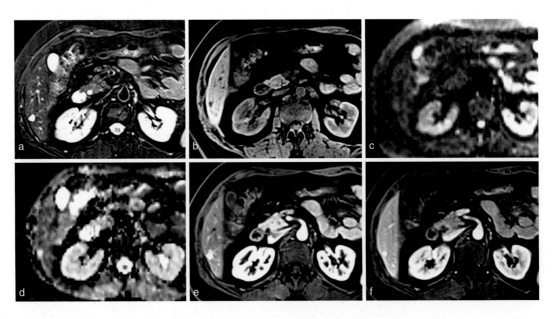

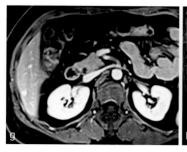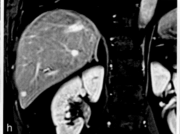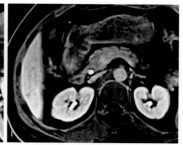

图1-2-1　右肝小血管瘤

病灶大小约1.1cm×1.0cm。a.T$_2$WI示病灶呈高信号；b.T$_1$WI示均匀低信号；c.DWI；d.ADC示病灶弥散增加，呈高信号；e.动脉期示快速明显均匀全瘤强化；f.门静脉期；g及h.延迟期，病灶持续性强化；i.肝胆期示病灶呈低信号

【手术结果】

未行手术治疗。

【诊断要点】

海绵状血管瘤（动脉期全瘤强化）的MRI表现与典型的海绵状血管瘤不同，其MRI（Gd-BOPTA）表现如下。

平扫　在T$_1$WI上呈低信号，在T$_2$WI上呈明显高信号。

增强　注射Gd-BOPTA后，动脉期迅速明显全瘤强化，门静脉期、延迟期病灶持续强化。在肝胆特异期主要表现为低信号。

【病案点评】

该病例为中年女性，因体检发现肝结节就诊，影像诊断为海绵状血管瘤（动脉期全瘤强化）。其MRI影像表现与典型的海绵状血管瘤不同，表现为动脉期快速均匀强化。

海绵状血管瘤为常见的肝良性肿瘤，以中年女性多发，大多是先天起源的，无明确的诱发因素。海绵状血管瘤（全瘤强化）一般为小血管瘤（＜2cm），即"毛细血管瘤"或"闪现充盈血管瘤"。由于病灶较小，临床上可无任何症状，偶然在体检中发现。全瘤强化型血管瘤表现为单发或多发，边界清楚的小结节，肿瘤内由扩张的异常血窦组成，内衬单层的血管内皮细胞。

全瘤强化型血管瘤由于病灶较小，一般无明显临床症状，其诊断主要依靠影像学检查：①超声是筛查全瘤强化型血管瘤的首选检查，表现为均匀高回声小结节，边界清楚，但缺乏一定的特异性。②CT/MRI是诊断全瘤强化型血管瘤的主要手段。典型的CT表现为：动脉期快速均匀全瘤的强化，可能与病灶越小，对比剂在血窦内的填充速度越快相关，且强化程度与主动脉相仿；门静脉期及延迟期持续性强化。MRI表现：T$_1$WI呈均匀低信号，在T$_2$WI上均匀高信号。增强动脉期、门静脉期及延迟期强化表现与CT类似，在肝胆特异期表现为低信号。动脉期全瘤明显强化是其特点，后期持续性强化及肝胆期呈低信号可提高其诊断准确率，并可与其他富血供肝病变进行更准确的鉴别诊断。

综上所述，全瘤强化型血管瘤临床表现无特异性，联合CT和MRI（Gd-BOPTA）检查有助于明确诊断。

（曹代荣　周晓芳）

▌病例2　海绵状血管瘤（边缘强化）▌

【病例介绍】

患者女，47岁。因"右上腹闷痛14天"入院。患者一般情况良好，既往无肝炎病史，查体无特殊发现。实验室检查：C-反应蛋白 25.00mg/L（参考值0～8mg/L），肝功、乙型肝炎及丙型肝炎抗原、CEA、AFP、CA125、CA199、CA724均阴性。

【影像技术】

注射方式：经外周静脉注射Gd-BOPTA，剂量0.1mmol/kg，速率2ml/s；动脉期（注药后20秒）、门静脉期（60秒）及延迟期（2分钟）、肝胆期（90分钟）扫描，序列VIBE：TR 3.9ms，TE 1.4ms，层厚3.0mm，FoV 250mm×380mm，体素大小1.7mm×1.2mm×3.0mm，翻转角9.0deg，带宽400Hz/Px。

【MRI 表现】

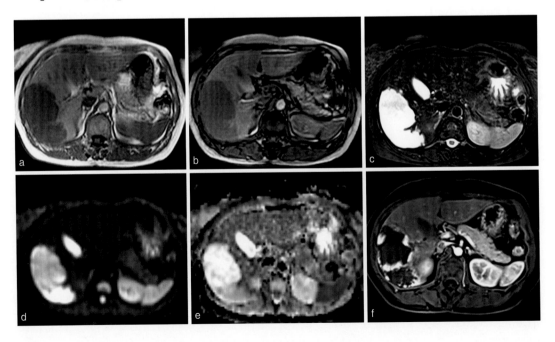

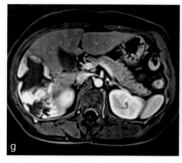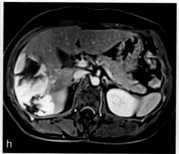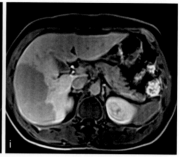

图1-2-2 右肝巨大海绵状血管瘤

病灶大小约10.2cm×10.8cm×5.4cm。a.同相位；b.反相位T₁WI示海绵状血管瘤为均匀低信号；c.T₂WI示病灶呈明显均匀高信号；d.DWI e.ADC示病灶弥散不受限，ADC图病灶呈高信号；f.动脉期示病灶边缘结节状明显强化，强化程度与同层大血管相当；g.门静脉期；h.延迟期示持续向心性强化；i.肝胆特异期示病灶呈低信号

【手术结果】

手术名称 腹腔镜下肝病损切除术（右肝血管瘤）。术中见右肝后叶一蓝紫色肿物，大小约9cm×7cm×6cm，不规则形，质软，边界尚清楚。

大体标本 肿块切面部分呈暗红，部分灰黄。

病理诊断 海绵状血管瘤。

【诊断要点】

海绵状血管瘤（边缘强化）的MRI表现具有较高的特异性，其MRI（Gd-BOPTA）表现如下。

平扫 海绵状血管瘤在T₁WI上呈低信号，在T₂WI上呈明显高信号。

增强 注射Gd-BOPTA后，动脉期迅速边缘结节状明显强化，门静脉期、延迟期病灶强化逐渐向中央扩展；肝胆特异期呈低信号。

【病案点评】

该病例为中年女性，因"右上腹闷痛14天"入院，术后病理诊断为海绵状血管瘤。其MRI影像表现较为典型，尤其是病灶在T₂WI上呈明显高信号和早期边缘结节状强化，后期持续向心性填充的强化方式。

海绵状血管瘤为常见的肝良性肿瘤，以中年女性多发、大多是先天起源的，无明确的诱发因素。临床上可无任何症状，偶然在体检中发现，巨大肿瘤可出现上腹部胀痛不适，肿瘤破裂可引起出血。海绵状血管瘤表现为单发或多发，边界清楚的肿块，肿瘤直径从2cm至20cm不等，≥5cm者称巨大海绵状血管瘤。肿瘤内由扩张的异常血窦组成，内衬单层的血管内皮细胞。血窦间有纤维组织不完全分隔，形成海绵状结构。偶尔肿瘤内可有血栓形成和发生钙化。

海绵状血管瘤由于临床表现不典型，其诊断主要依靠影像学检查：①超声是筛查海绵状血管瘤的首选检查，表现为均匀高回声团块、边界清楚，部分病灶呈低或等回声，周围包绕高回声的边缘，但缺乏特异性。②CT/MRI是诊断海绵状血管瘤的主要手段。典型的CT表现为：动脉期病灶边缘快速结节状明显强化，门静脉期及延迟期强化向肿瘤中央扩展，强化程度逐渐下降，但高于或等于周围肝实质的强化程度。整个强化过程呈"早出晚归"的特征。海绵状血管瘤内的血窦和血窦内充满缓慢流动的血液，形成的MRI表现颇具特征性。在T_1WI上病灶呈均匀低信号，在T_2WI上呈明显均匀高信号，称为"灯泡征"。MRI动脉期、门静脉期及延迟期强化表现与CT类似，在肝胆特异期表现为低信号。

综上所述，海绵状血管瘤临床表现无特异性，CT和MRI（Gd-BOPTA）检查有助于明确诊断。

（曹代荣　周晓芳）

病例3　门静脉血栓

【病例介绍】

患者女，81岁。因"腹痛、腹泻、发热两天"行磁共振检查。患者于数日前进食油腻食物后出现腹泻，解黄色水样便，无黏液及脓血，伴腹痛，为阵发性胀痛，伴发热，体温最高39.1℃。查体中腹部可见手术瘢痕，左上腹及剑突下压痛，无反跳痛，Murphy征阴性。

实验室检查：白细胞计数$10.14 \times 10^9/L$，中性粒细胞百分比84.6%；超敏C反应蛋白29.38mg/dl；降钙素原4.93ng/ml；D-二聚体4.80μg/ml；总胆红素及直接胆红素升高；甲胎蛋白阴性。

既往曾于2015年因胰头肿瘤行手术治疗，否认肝炎及血吸虫病史，余病史无特殊。

【影像技术】

注射方式：经外周静脉注射Gd-BOPTA，剂量0.1mmol/kg，速率2ml/s；动脉期（注药后15～40秒）、门静脉期（60秒）及延迟期（3～5分钟）扫描，序列VIBE：TR 3.92ms，TE 1.9ms，层厚2.0mm，FoV 415mm×332mm，体素大小1.2mm×1.2mm×2.0mm，翻转角9.0deg，带宽440Hz/Px。

【MRI 表现】

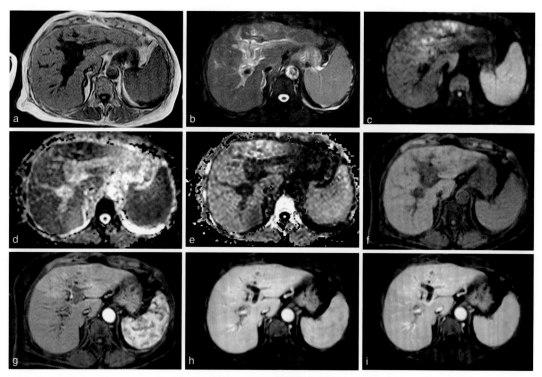

图1-2-3　门静脉血栓

a.T₁WI；b.T₂WI；c.DWI；d.ADC；e.eADC及f.增强前T₁WI，以上平扫图像示Glisson鞘增宽；g.动脉期（AP）示肝左叶见片状异常高灌注灶；h.门静脉期（PVP）及i.延迟期（DP）均示门静脉左支铸形充盈缺损，表现为未强化的低信号影

【手术结果】

在院期间未行手术治疗。

【诊断要点】

门静脉血栓（portal vein thrombosis，PVT）的MRI表现具有较高的特异性，其MRI（Gd-BOPTA）表现如下。

平扫　急性门静脉血栓T₁WI可呈现低、等或高信号，T₂WI为高信号；亚急性期T₁WI和T₂WI均为高信号；慢性门静脉血栓MRI表现为T₁WI混杂信号，T₂WI低信号。

增强　注射Gd-BOPTA后，动脉期未见明显强化，门静脉期、延迟期病灶呈现为铸形条状或附壁未强化的低信号，与门静脉腔内高信号对比明显。

【病案点评】

该病例为老年女性，因"腹痛、腹泻、发热两天"行磁共振增强检查，结合临床及影像诊断为PVT。其MRI影像表现较为典型，门静脉期、延迟期可见高信号对比剂充填的门静脉内低信号的条状充盈缺损，且动脉期至肝胆期均未见强化。

PVT通常发生在门静脉主干，也可发生在其左右肝内分支，甚至可能延伸至脾静脉或肠系膜上静脉，或涉及肝内门静脉分支的血栓形成，是门静脉高压的重要原因之一。其发生的病理生理学原因包括Virchow三要素的一个或多个特征，即门静脉血流减慢、高凝状态或血管内皮损伤。急性非肝硬化型PVT、慢性PVT和肝硬化型PVT是PVT的3种主要分型。本例患者为急性非肝硬化型PVT。根据检查影像方法的不同，PVT发病率不一。PVT发生原因主要为①凝血前状态和血栓形成倾向。本例患者D-二聚体异常升高，提示处于高凝血状态。②门静脉血流减慢。本例患者曾行胰头部肿瘤手术治疗，可能会带来门静脉血流动力学的相应改变，从而引起门静脉血液流动缓慢导致PVT。最近的一项研究也表明，肝硬化中最大侧支血管血流量是一个预测PVT的独立预测因子。③血管内皮损伤。本例患者白细胞计数及百分比升高，C反应蛋白及降钙素原升高，提示机体处于严重感染状态，同时MR也显示肝内胆管扩张及炎性改变，门静脉血管内皮损伤及菌血症，导致血栓形成。内毒素血症可能在激活门静脉和全身循环的凝血系统中发挥关键作用，并可能是导致PVT的潜在机制。

PVT的临床表现多变，急性、亚急性和慢性、阻塞性和非阻塞性、恶性和良性、肝内和肝外不同类型临床表现不尽相同。急性非肝硬化非恶性PVT常表现为腹痛、发热、少量腹水。出现脾大的患者常伴有潜在骨髓异常增殖疾病。肠系膜上静脉和肠系膜静脉弓受累可导致肠缺血、梗死和肠梗阻。患者可能会出现便血、反跳痛、发热和腹水。肠梗死是门静脉系统血栓形成患者死亡的重要原因。部分门静脉阻塞可伴有较轻症状。慢性非肝硬化PVT或传统意义上称为肝外门静脉阻塞的患者表现出与门静脉高压相关的并发症，如耐受良好的静脉曲张出血、脾肿大、贫血和血小板减少，或在影像学检查后偶然发现而无症状。临床上可表现为反复发作的消化道出血、脾大、短暂性的腹水，轻微肝性脑病。肝硬化型PVT症状主要为肝硬化症状，包括胃肠出血、腹痛、肠梗死、脾肿大、发热、腹水、体重减轻。

PVT的影像学表现主要包括①非对比增强CT上，门静脉血栓通常与邻近软组织呈等密度，但如果在一个月内发生，则可能是高密度的。注射碘对比剂后，血栓表现为门静脉内低密度、无强化的充盈缺损，动态CT显示血管腔部分或全部充盈缺损，血管壁边缘强化，管腔闭塞。②MRI：血栓的信号跟其形成的时间即血红蛋白的演变有关，相对于正常肝实质，急性门静脉血栓T_1WI可呈现低、等或高信号、T_2WI为高信号；亚急性期T_1WI和T_2WI均为高信号；慢性期MRI表现为T_1WI混杂信号，T_2WI低信号。增强扫描各时期均未见血栓强化，呈现门脉内充盈缺损征象。

（王　翔　江燕萍　陈小伟）

病例4 布-加综合征

【病例介绍】

患者女，50岁。因"反复中上腹痛1个月"为主诉入院。查上腹部MRI平扫+增强示：①肝右后叶上段占位，考虑原发性肝癌。②符合布-加综合征改变。③肝硬化、脾大，食管下段-胃底静脉曲张伴侧支循环开放，胸腹腔少量积液。实验室指标：AFP 33.46ng/ml，CEA、CA199、CA125阴性，乙型肝炎表面抗原阴性；肝功能：直接胆红素9.5μmol/L（参考值<6.8μmol/L），碱性磷酸酶45U/L（参考值50~135U/L），胆碱酯酶4301U/L（参考值5400~13200U/L）。急诊生化：钠134.0mmol/L（参考值137~145mmol/L）。

【影像技术】

注射方式：经外周静脉注射Gd-BOPTA，剂量0.1mmol/kg，速率2ml/s；动脉期（注药后20秒）、门静脉期（60秒）及延迟期（2分钟）、肝胆期（90分钟）扫描，序列VIBE：TR 3.9ms，TE 1.4ms，层厚3.0mm，FoV 250mm×380mm，体素大小1.7mm×1.2mm×3.0mm，翻转角9.0deg，带宽400Hz/Px。

【MRI表现】

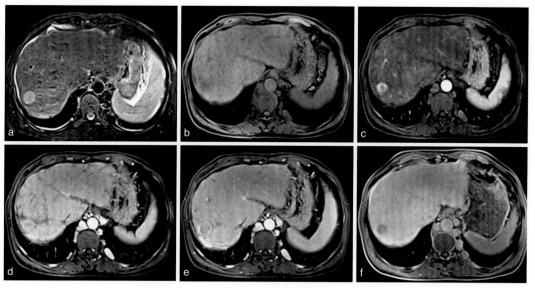

图1-2-4 布-加综合征

50岁女性，混合型布-加综合征，肝Ⅷ段小肝癌。a.T$_2$WI；b.T$_1$WI，肝形态失常，边缘呈波浪状，肝叶比例失调，肝实质整体T$_2$信号增高，肝Ⅷ段见类圆形长T$_1$、长T$_2$结节；c.动脉期，肝内可见花斑状、地图状强化；d.门脉期 e.延迟期，肝静脉及下腔静脉节段性狭窄、闭塞，奇静脉、副奇静脉及腰静脉扩张；f.肝胆期示肝实质信号尚均匀，肝Ⅷ段小肝癌呈低信号

【手术结果】

手术名称为上下腔静脉造影+下腔静脉PTA+溶栓术。术中所见：下腔静脉肝段近端闭塞，闭塞端呈鸟嘴样改变，侧支循环开放，血流经扩张的奇静脉、副奇静脉、腰升静脉回流；肝上下腔静脉通畅，闭塞段长约2cm。

【诊断要点】

布-加综合征的MRI表现及增强（Gd-BOPTA）表现如下。

平扫　肝形态失常，边缘呈波浪状，肝叶比例失调，呈肝硬化表现，T_2WI肝整体信号增高，脾体积增大。

增强　注射Gd-BOPTA后，可直接显示下腔静脉和（或）肝静脉狭窄或闭塞，肝动脉期强化欠均匀，呈花斑状、地图状强化。肝胆期肝实质强化可均匀或不均匀。腰升静脉、脊柱旁静脉、奇静脉、半奇静脉等侧支可见纡曲扩张。

【病案点评】

该病例为中年女性，病程较缓慢，因反复中上腹痛入院，上腹部磁共振平扫+增强（Gd-BOPTA）诊断为布-加综合征并经介入手术证实。

布-加综合征是由于下腔静脉肝段和（或）肝静脉狭窄或阻塞所致肝静脉回流障碍的临床综合征。病因分为先天性和后天性2种。肝MRI能显示肝硬化改变，表现为肝形态失常、脾大及门脉高压，还可清楚显示下腔静脉和肝静脉有无狭窄、狭窄长度以及是否有血栓的存在。由于肝淤血，肝实质含水量增加，T_1WI表现为低信号，T_2WI表现为高信号。由于肝静脉回流受阻导致肝血流重新分配，肝实质整体的强化是不均匀强化，呈花斑状、地图样。肝胆期肝实质信号可均匀或不均匀，可能与肝功能损害相关。肝内外侧可出现侧支循环，肝外侧支循环主要表现为奇静脉、半奇静脉、胃食管静脉及椎旁静脉管径增粗或呈纡曲扩张的血管影，肝内侧支循环是指流向狭窄或闭塞肝静脉的血流通过未受阻的肝静脉与阻塞的肝静脉相交通，或是肝包膜下血管与体循环相交通。

综上所述，MRI不仅能直接显示肝静脉及下腔静脉狭窄的部位和程度，以及肝内外的侧支血管，还能较好地显示肝的形态、信号以及其他继发性改变。

（曹代荣　郑婉静）

第三节 肝局灶性结节状增生

病例 1 全瘤摄取

【病例介绍】

患者男，18岁。因"体检发现右肝占位2周"入院。患者一般情况良好，既往无乙型肝炎病史，查体无特殊。实验室检查：CEA、CA199、AFP阴性，乙型肝炎病毒表面抗原阴性。

【影像技术】

注射方式：经外周静脉注射Gd-BOPTA，剂量0.1mmol/kg，速率2ml/s；动脉期（注药后20秒）、门静脉期（60秒）及延迟期（2分钟）、肝胆期（90分钟）扫描，序列VIBE：TR 3.9ms，TE 1.4ms，层厚3.0mm，FoV 250mm×380mm，体素大小1.7mm×1.2mm×3.0mm，翻转角9.0deg，带宽400Hz/Px。

【MRI 表现】

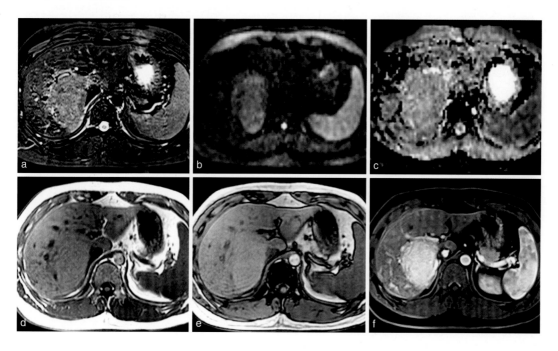

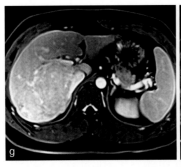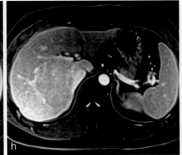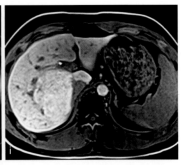

图1-3-1　右肝局灶性结节状增生

a.T$_2$WI示病灶T$_2$信号稍高，未见明显中央瘢痕；b.DWI；c.ADC图示FNH弥散未见明显受限；d.同相位；e.反相位T$_1$WI示病灶呈等信号；f.动脉期示FNH全瘤状明显强化；g.门静脉期；h.延迟期示FNH呈等信号；i.肝胆期示FNH呈均匀稍高信号

【手术结果】

手术名称　肝病损切除术+肝叶切除术（右后叶）。术中所见肿瘤位于肝右后叶，实性，境界清楚，包膜完整。

大体标本　肿瘤大小约9cm×6cm×6cm，切面灰黄，质偏硬，界清，距离肝切缘最近距离1.5cm，周围肝组织切面灰红，质软。

病理诊断　肝细胞增生，汇管区纤维组织增生及小胆管增生，病灶中央可见增生纤维组织及畸形厚壁血管，结合形态学及免疫组化结果，符合肝局灶性结节性增生改变。

【诊断要点】

肝局灶性结节状增生（focal nodular hyperplasia，FNH）的MRI表现具有较高的特异性，其MRI（Gd-BOPTA）表现如下。

平扫　FNH在T$_1$WI呈等或稍低信号，在T$_2$WI上，FNH呈等或稍高信号，本例未见明显中央瘢痕。

增强　注射Gd-BOPTA后，FNH动脉期迅速明显强化，门静脉期及延迟期病灶强化较动脉期减弱，在肝胆期全瘤呈高信号。

【病案点评】

该病例为青春期男性，因"体检发现右肝占位2周"入院，术后病理诊断为局灶性结节性增生。该病例未见明显中央瘢痕，肝胆期可见病灶全瘤摄取Gd-BOPTA。

FNH为肝良性富血供病变，病灶含有接近正常形态的肝细胞，但无正常的肝小叶及汇管区结构，中央瘢痕由纤维结缔组织和小血管组成。病变局部肝动脉供血增多，增强动脉期病灶明显强化，门静脉期及实质期强化较动脉期减弱，肝胆期肝细胞对Gd-BOPTA再摄取，但由于缺乏正常胆管排泄结构，因此相对于周围正常肝实质，病灶仍呈相对高信号，本例未见明显中央瘢痕，肝胆期表现为全瘤摄取。

综上所述，FNH临床表现无特异性，使用肝细胞特异性对比剂Gd-BOPTA有助于病灶的明确诊断。

（曹代荣　林　娜）

病例2　大部分摄取，瘢痕不摄取

【病例介绍】

患儿女，14岁。因"体检发现右肝占位1个月余"入院。患者一般情况良好，既往无乙型肝炎病史，查体无特殊。实验室检查：CEA、CA199、CA125、AFP阴性，乙型肝炎病毒表面抗原阴性；生化全套：ALT 55U/L（参考值7~40U/L），AST 44U/L（参考值13~35U/L），TG 2.71mmol/L（0.34~1.70mmol/L）。

【影像技术】

注射方式：经外周肘静脉注射Gd-BOPTA，剂量0.1mmol/kg，速率2ml/s；动脉期（注药后20秒）、门脉期（60秒）及延迟期（2分钟）、肝胆期（90分钟）扫描，序列VIBE：TR 3.9ms，TE 1.4ms，层厚3.0mm，FoV 250mm×380mm，体素大小1.7mm×1.2mm×3.0mm，翻转角9.0deg，带宽400Hz/Px。

【MRI 表现】

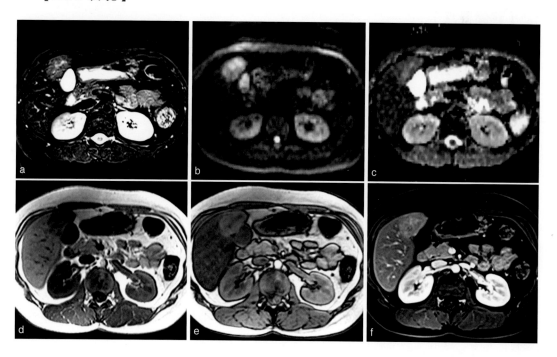

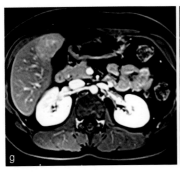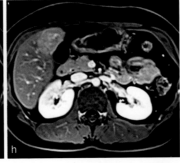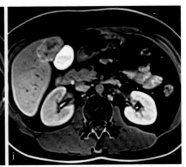

图1-3-2　右肝局灶性结节状增生

a.T$_2$WI示病灶T$_2$信号稍高，中央瘢痕信号更高；b.DWI；c.ADC示FNH弥散未见明显受限；d.同相位；e.反相位T$_1$WI示反相位肝实质信号较同相位减低提示脂肪肝，在脂肪肝背景下同相位FNH信号稍低，反相位FNH信号相对增高；f.动脉期示病灶明显强化；g.门静脉期；h.延迟期示FNH强化仍呈高信号，中央瘢痕延迟强化；i.肝胆期示FNH呈环形高信号，中央瘢痕呈低信号

【手术结果】

手术名称　腹腔镜下右肝肿瘤切除术。术中右肝静脉段胆囊旁见一肿物，色灰白，质实，边界清楚。

大体标本　右肝肿瘤组织：肝组织一块，大小约5.0cm×3.0cm×3.0cm，切面呈多结节状，灰黄色，质中，切面中央呈灰白色、条索样，范围约2.1cm×0.2cm，质中。病灶紧邻手术切缘及肝被膜。

病理诊断　局灶性结节状增生。

【诊断要点】

FNH的MR表现具有较高的特异性，其MRI（Gd-BOPTA）表现如下。

平扫　FNH在T$_1$WI呈等或稍低信号，本例患者合并有脂肪肝，反相位病灶呈相对高信号；在T$_2$WI上，FNH呈等或稍高信号；中央瘢痕T$_1$WI呈更低信号，T$_2$WI呈更高信号。

增强　注射Gd-BOPTA后，动脉期迅速明显强化，门静脉期及延迟期病灶仍强化，中央瘢痕延迟强化；本例FNH在肝胆期呈不均匀环形高信号，中央瘢痕呈低信号。

【病案点评】

该病例为青春期女性，因"体检发现右肝占位1个月余"入院，术后病理诊断为局灶性结节性增生。其MRI影像表现较为典型，肝胆期可见病灶摄取Gd-BOPTA，中央瘢痕未摄取Gd-BOPTA。

FNH为肝良性富血供病变，病灶含有接近正常形态的肝细胞，但无正常的肝小叶及汇管区结构，中央瘢痕由纤维结缔组织和小血管组成。FNH一般分为经典型与非经典型。经典型常为单发孤立结节，中央可见星芒状瘢痕。非经典型可分为3个亚型，即毛细血管扩张型、伴肝细胞不典型增生型和混合型，其影像学表现多样。本例病灶增强动脉期病灶明显强化，门静脉期及实质期仍持续强化，高于周围肝实质信号，中央瘢痕延迟强化；肝胆期肝细胞对Gd-BOPTA再摄取，但由于病灶内缺乏正常胆管排泄结构，因此相对于周围正常肝实质，病灶仍呈相对高信号，而中央瘢痕无肝细胞，无法再摄取对比剂，因此呈低信号改变。

综上所述，FNH临床表现无特异性，使用肝细胞特异性对比剂Gd-BOPTA有助于病灶的明确诊断。

（曹代荣　林　娜）

病例 3　右肝巨大局灶性结节状增生

【病例介绍】

患者女，14岁。因"发现右肝占位5天"入院。患者一般情况良好，既往无肝炎病史，查体无特殊发现。实验室检查：CA199 27.93U/ml（参考值＜22U/ml），血红蛋白105g/L（参考值115～150g/L），肝功能、乙型肝炎及丙型肝炎抗原、AFP、CEA、CA125均为阴性。

【影像技术】

注射方式：经外周静脉注射Gd-BOPTA，剂量0.1mmol/kg，速率2ml/s；动脉期（注药后15～40秒）、门静脉期（60秒）及延迟期（3分钟）、肝胆期（90分钟）扫描，序列VIBE：TR 3.92ms，TE 1.9ms，层厚2.0mm，FoV 415mm×332mm，体素大小1.2mm×1.2mm×2.0mm，翻转角9.0deg，带宽440Hz/Px。

【MRI 表现】

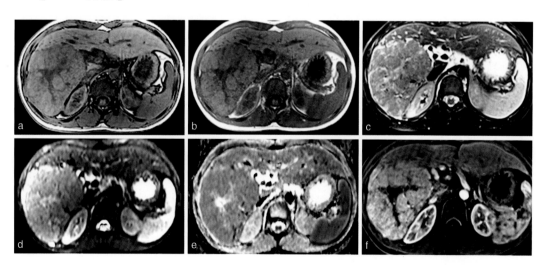

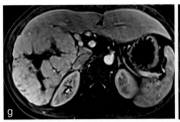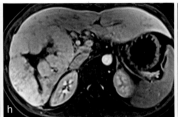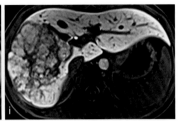

图1-3-3　右肝巨大局灶性结节状增生

a.反相位；b.同相位T₁WI示FNH T₁信号稍低，中央瘢痕T₁信号更低；c.T₂WI示病灶T₂信号稍高，中央瘢痕信号更高；d.DWI；e.ADC示FNH及中央瘢痕弥散未见明显受限；f.动脉期示FNH明显较均匀强化；g.门静脉期；h.延迟期示强化减弱，强化程度类似肝实质；i.肝胆期示FNH信号稍低于肝实质，同时可见肝门部胆管内对比剂（Gd-BOPTA）填充

【手术结果】

手术名称　右半肝切除术。术中见肝形态失常，右半肝肿块突出肝表面，凹凸不平，肝固有动脉及右肝动脉增粗。

大体标本　"右肝病灶"为灰白、灰红区，大小约12.5cm×9.5cm×4cm，实性，质中，肝正常结构消失，中央可见一灰白瘢痕区，大小约5.5cm×2.5cm。

病理诊断　局灶结节性增生。

【诊断要点】

FNH的MRI表现具有较高的特异性，其MRI（Gd-BOPTA）表现如下。

平扫　FNH在T₁WI呈等或稍低信号，也有少部分在T₁WI上呈轻微高信号，在T₂WI上，FNH呈等信号或稍高信号。中心瘢痕在T₁WI呈低信号，T₂WI呈高信号。

增强　注射Gd-BOPTA后，动脉期迅速明显强化，门静脉期、延迟期病灶强化较动脉期减弱，中心瘢痕在延迟期出现强化。FNH在肝胆特异期主要表现为高信号，部分为等信号。中心瘢痕在肝胆特异期常表现为低信号，偶为高信号。

【病案点评】

该病例为青春期女性，因"右肝占位"入院，术后病理诊断为局灶结节性增生。其MRI影像表现较为典型，尤其是肝胆期可见病灶摄取Gd-BOPTA。

FNH是一种少见的良性肿瘤样病变，以女性多发，目前病因尚不清楚，多认为与肝内血管异常有关。由于缺乏典型的临床症状，多于体检偶然发现。FNH多为质地坚硬的肿块，可见中心星芒状瘢痕。镜下观察可见病灶内正常肝小叶结构完全消失，代之以形态接近正常的肝细胞构成的大结节，但无汇管区三联结构。中央瘢痕由大小不一的纤维结缔组织和小血管组成。日本学者Fukukura等研究表明，FNH均存在异常供血动脉，并与病灶内血窦相连，病灶内血窦又与周围正常肝血窦相通，最后通过肝中心静脉或肝静脉进入下腔静脉，且无门静脉供血。

　　FNH由于临床表现不典型，其诊断主要依靠影像学检查：①超声是筛选FNH的首选检查，能够显示FNH内的血流信号。但对于中央瘢痕的检出率不足，缺乏一定的特异性。②CT/MRI是诊断FNH的主要手段。FNH的典型CT表现为：动脉期快速、明显的强化，门静脉期迅速下降，仍呈等或稍高信号，中央瘢痕延迟期可见强化。MRI动脉期、门静脉期及延迟期强化表现与CT类似，但FNH在肝胆特异期具有特异性的稍高/高信号，中心瘢痕在肝胆特异期常表现为低信号，肝胆期图像可明显提高FNH的诊断准确率，并可与其他富血供肝病变进行更准确的鉴别诊断。

　　综上所述，FNH临床表现无特异性，联合CT和MRI（Gd-BOPTA）检查有助于明确诊断。

（宋　彬　伍　兵　李　谋）

病例4　肝右叶局灶性结节状增生，环形强化

【病例介绍】

　　患者女，37岁。因"体检发现右肝占位7天"入院。患者一般情况良好，既往无慢性肝病病史，无长期口服避孕药史。查体无特殊发现。实验室检查：血常规正常，肝功能、乙型肝炎及丙型肝炎抗原、AFP、CEA、CA125、CA199均为阴性。

【影像技术】

　　注射方式：经外周静脉注射Gd-BOPTA，剂量0.1mmol/kg，速率2ml/s；动脉期（注药后15秒）、门静脉期（55秒）及延迟期（3分钟）、肝胆期（40分钟）扫描，序列VIBE：TR 3.25ms，TE 1.34ms，层厚3.0mm，FoV 380mm，矩阵256×256，翻转角12.0deg。

【MRI 表现】

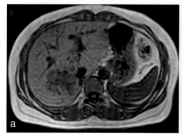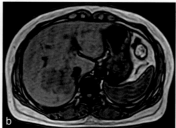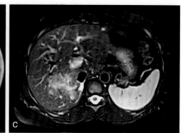

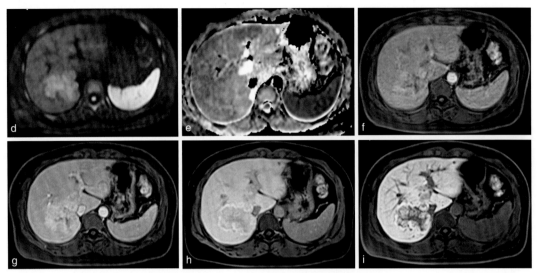

图1-3-4 肝右叶局灶性结节状增生

a.同相位；b.反相位T₁WI示FNH T₁信号稍低，中央瘢痕T₁信号更低；c.T₂WI示病灶T₂信号稍高，中央瘢痕信号更高；d.DWI示病灶呈稍高信号；e.ADC示FNH及中央瘢痕弥散未见明显受限；f.动脉期示FNH明显不均匀强化；g.门静脉期示明显不均匀强化，较动脉期强化更明显；h.延迟期示强化减弱，病灶边缘有明显环形强化；i.肝胆期示FNH信号稍低于肝实质，中央瘢痕呈更低信号，病灶边缘明显环形强化，肝门部胆管内对比剂（Gd-BOPTA）填充

【手术结果】

手术名称 肝右叶局部切除术。术中见右半肝肿块突出肝表面，质硬。

大体标本 "右肝病灶"灰白色，大小约7cm×5.5cm×4cm，实性，质中，肝正常结构消失，中央可见一灰白瘢痕区。

病理诊断 局灶结节性增生。

【诊断要点】及【病案点评】

见本节病例5。

（刘文亚　蒋　奕　古力娜）

病例 5 肝左叶局灶性结节状增生

【病例介绍】

患者女，29岁。因异位妊娠入院行B超检查发现肝占位性病变。患者一般情况良好，既往无急慢性肝病病史，无长期口服避孕药史。上腹部查体无特殊发现。实验室检查：血常规正常，肝功能、乙型肝炎及丙型肝炎抗原、AFP、CEA、CA125、CA199均为阴性。

【影像技术】

注射方式：经外周静脉注射Gd-BOPTA，剂量0.1mmol/kg，速率2ml/s；动脉期（注药后15秒）、门静脉期（55秒）及延迟期（3分钟）、肝胆期（40分钟）扫描，序列VIBE：TR 3.25ms，TE 1.34ms，层厚3.0mm，FoV 400mm，矩阵256×256，翻转角12.0deg。

【MRI 表现】

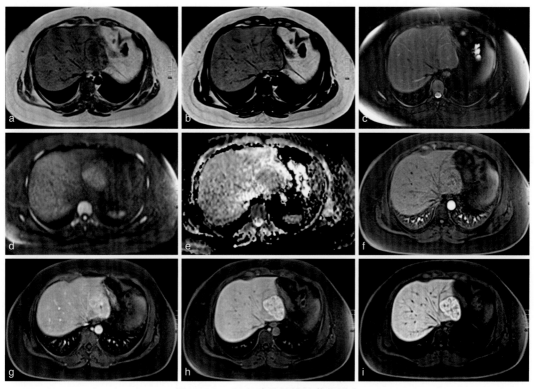

图1-3-5 肝左叶局灶性结节状增生

a.同相位；b.反相位T_1WI示FNH T_1呈等信号；c.T_2WI示病灶T_2信号稍高；d.DWI示病灶呈稍高信号；e.ADC示FNH弥散未见明显受限；f.动脉期示FNH强化不明显；g.门静脉期示明显不均匀强化，中央瘢痕呈低信号；h.延迟期示病灶持续强化，病灶中央纤维瘢痕亦强化，但因病灶的持续强化而显示模糊；i.肝胆期示FNH呈持续强化，病灶中央纤维瘢痕显示不清

【手术结果】

手术名称 肝左叶局部切除术。术中见左半肝肿块突出肝表面，质硬。

大体标本 "肝左叶病灶"为灰黄色，大小约4.5cm×3cm×3cm，切面灰黄，质中，与周围肝组织界清，免疫组化：CD34血管（＋），β-catenin膜（＋），Ki-67（<1%＋），ER（－），PR（－），AR（－），CK（＋）。

病理诊断 肝细胞局灶性结节状增生。

【诊断要点】

FNH的MRI表现具有较高的特异性，其MRI（Gd-BOPTA）表现如下。

平扫　FNH在T_1WI呈等或稍低信号，也有少部分在T_1WI上呈轻微高信号，在T_2WI上，FNH呈等信号或稍高信号。中心瘢痕在T_1WI呈低信号，T_2WI呈高信号。

增强　注射Gd-BOPTA后，动脉期迅速明显强化，门静脉期、延迟期病灶强化较动脉期减弱，中心瘢痕在延迟期出现强化。FNH在肝胆特异期主要表现为高信号，部分为等信号。中心瘢痕在肝胆特异期常表现为低信号，偶为高信号。

【病案点评】

本组病例均为青年女性，偶因体检时发现肝占位病变，进而入院进行了手术治疗，术后病理诊断为局灶性结节状增生。其MRI影像在常规磁共振增强扫描表现并不典型，尤其是门静脉期持续强化，但是在肝胆期均能见到病灶摄取Gd-BOPTA，是其诊断的一项重要依据。

FNH是一种少见的良性肿瘤样病变，以女性多发，目前病因尚不清楚，多认为与肝内血管异常有关。患者往往无明显的临床症状，多于体检时偶然发现。大体病理标本FNH为质地坚硬的肿块，中心可见星芒状瘢痕。镜下病灶内无正常的肝小叶结构，代之以形态接近肝细胞的结构，缺乏汇管区三联结构。中央瘢痕由大小不一的纤维结缔组织和小血管组成。

FNH没有典型的临床表现，其诊断主要依靠影像学检查。CT/MRI是诊断FNH的主要手段。FNH的典型MRI表现为动脉期快速、明显的强化，门静脉期迅速下降，中央瘢痕延迟期可见强化，但FNH在肝胆特异期具有特异性的稍高/高信号，中心瘢痕在肝胆特异期常常表现为低信号，因此肝胆期图像可以提高FNH的诊断准确率并与其他富血供肝病变进行鉴别诊断。

（刘文亚　蒋　奕　古力娜）

第四节　肝腺瘤

病例 1　肝腺瘤

【病例介绍】

患者女，28岁。因"体检发现肝右叶占位5天"入院。患者一般情况良好，既往无慢性肝病病史，有口服避孕药史。查体无特殊发现。实验室检查：肝功能、乙型肝炎及丙型肝炎抗原、AFP、CEA、CA125、CA199均为阴性。

【影像技术】

注射方式：经外周静脉注射Gd-BOPTA，剂量0.1mmol/kg，速率2ml/s；动脉期（注药后15~40秒）、门静脉期（60秒）及延迟期（3分钟）、肝胆期（90分钟）扫描，序列VIBE：TR 3.25ms，TE 1.34ms，层厚3.0mm，FoV 380mm，矩阵256×256，翻转角12.0deg。

【MRI 表现】

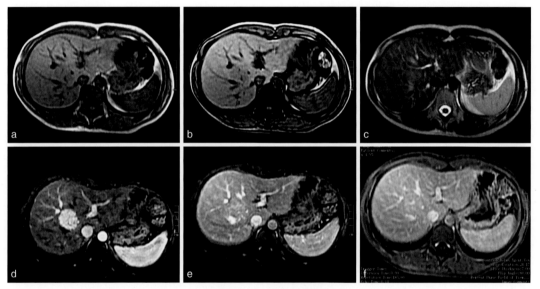

图1-4-1　肝右叶腺瘤

a.同相位；b.反相位T_1WI；c.T_2WI示T_1信号稍低，T_2信号稍高；d.动脉期示病灶明显较均匀强化；e.门静脉早期示强化程度减弱；f.门脉晚期示强化进一步减弱，呈等信号

【手术结果】

手术名称　肝右叶局部切除术。术中见肝右叶肿块，质硬。

大体标本　"肝右叶病灶"边缘光滑，为灰白色，大小约3.3cm×2.7cm×3.1cm，实性，质中，肝正常结构消失。

病理诊断　肝腺瘤。

【诊断要点】

肝腺瘤的MRI表现具有较高的特异性，其MRI（Gd-BOPTA）表现如下。

平扫　肝腺瘤在T_1WI呈等或稍低信号，在T_2WI上呈等信号或稍高信号。

增强　注射Gd-BOPTA后，动脉期迅速明显强化，门静脉期、延迟期病灶强化较动脉期减弱。

【病案点评】

该病例为育龄期女性，因"肝右叶占位"入院，术后病理诊断为肝腺瘤。

肝腺瘤是一种少见的良性肿瘤样病变，多见于15～45岁女性，与口服避孕药有密切关系，停服避孕药肿瘤可缩小或消失。多数患者无症状，由于缺乏典型的临床症状，多于体检偶然发现。

肝腺瘤由于临床表现不典型，其诊断主要依靠影像学检查：①超声是筛选肝腺瘤的首选检查，能够显示肝腺瘤内的血流信号，但缺乏一定的特异性。②CT/MRI是诊断肝腺瘤的主要手段。肝腺瘤的典型CT表现为：平扫肝实质内边界清楚的低密度肿块，动脉期快速、明显的强化，而后逐渐下降至等密度，延迟扫描恢复为低密度。肝腺瘤在T_1WI上呈等或稍低信号，在T_2WI上呈等信号或稍高信号，动脉期、门静脉期及延迟期强化表现与CT类似。

综上所述，肝腺瘤临床表现无特异性，联合CT和MRI（Gd-BOPTA）检查有助于明确诊断。

（刘文亚　蒋　奕　古力娜）

病例2　肝腺瘤

【病例介绍】

患者男，26岁。因"体检发现肝占位1个月余"入院。患者一般情况良好，既往无乙型肝炎病史，查体无特殊。实验室检查：CEA、CA199、AFP阴性，乙型肝炎病毒表面抗原阴性。

【影像技术】

注射方式：经外周静脉注射Gd-BOPTA，剂量0.1mmol/kg，速率2ml/s；动脉期（注药后20秒）、门静脉期（60秒）及延迟期（2分钟）、肝胆期（90分钟）扫描，序列VIBE：TR 3.9ms，TE 1.4ms，层厚3.0mm，FoV 250mm×380mm，体素大小1.7mm×1.2mm×3.0mm，翻转角9.0deg，带宽400Hz/Px。

【MRI 表现】

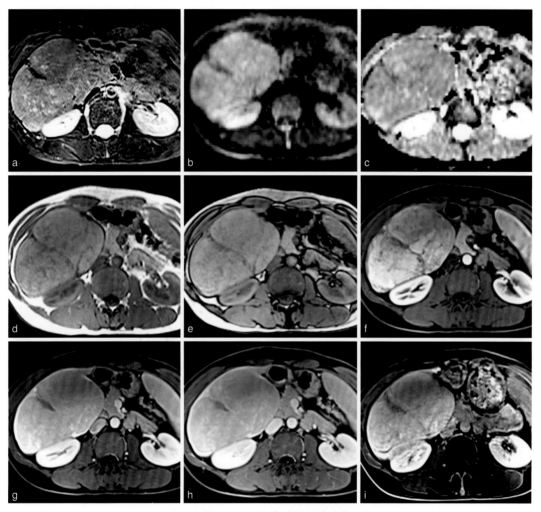

图1-4-2　肝右叶肝细胞腺瘤

26岁男性，肝右叶肝细胞腺瘤，大小约14.5cm×13.0cm×7.5cm。a.T$_2$WI示病灶T$_2$信号等、稍高，内见条片状低信号；b.DWI；c.ADC示病灶弥散未见明显受限；d.同相位；e.反相位T$_1$WI示病灶呈等信号；f.动脉期示病灶不均匀明显强化；g.门静脉期；h.延迟期示病灶呈等信号；i.肝胆期示病灶呈稍低信号

【手术结果】

手术名称　肝病损切除术（右肝肿物）。术中见肝肿瘤位于右肝后叶Ⅵ段边缘呈外生性生长，呈酱红色，表面光滑，质偏软。

大体标本　肝组织一块，大小约15.0cm×14.0cm×7.5cm，临床已切开，继续"书页状"切开，距肝切缘0.2cm，紧临肝被膜见一巨大肿物，大小约14.5cm×13.0cm×7.5cm，切面灰黄灰褐，质偏硬，呈多结节样，界尚清。

病理诊断　肝细胞腺瘤。

【诊断要点】

肝细胞腺瘤MRI（Gd-BOPTA）表现如下。

平扫 病灶在T_1WI呈低-等信号或稍高信号，在T_2WI上，呈等或稍高信号，病灶内部可有出血、坏死、脂肪变性、纤维。

增强 注射Gd-BOPTA后，病灶动脉期迅速明显强化，门静脉期及延迟期病灶强化较动脉期减弱，呈等信号，在肝胆期呈低信号或等、稍高信号。

【病案点评】

该病例为年轻男性，因"体检发现肝占位1个月余"入院，术后病理诊断为肝细胞腺瘤。本例肝细胞腺瘤未见明显出血或脂肪变性，T_2WI呈等、稍高信号，增强动脉期强化明显，肝胆期无明显Gd-BOPTA摄取。

肝细胞腺瘤是一种少见的肝良性肿瘤，以口服避孕药的女性多见，部分肝腺瘤与服用类固醇类药物以及一些代谢性疾病有关，如糖原贮积症、糖尿病等。组织学上，该病由分化好的肝细胞组成，部分细胞富含糖原或脂肪，瘤内有汇管区或中央静脉，与肝内胆管不相通，有完整或不完整包膜。病变可出血坏死，有癌变倾向，一般建议手术治疗。根据基因型/表型的特点，分为4种不同的分子亚型：肝细胞核因子1α失活型、炎症型、β连环蛋白激活型、未分类型。

综上所述，HCA临床病史具有一定特异性，结合肝细胞特异性对比剂Gd-BOPTA有助于病灶的明确诊断。

（曹代荣　林　娜）

第五节　肝血管平滑肌脂肪瘤

▌病例1　脂瘤型肝血管平滑肌脂肪瘤▌

【病例介绍】

患者女，66岁。因"发现肝占位性病变3年余"入院。患者一般情况良好，既往无肝炎病史，查体无特殊发现。实验室检查：AFP 11.30ng/ml（参考值1.09～8.04ng/ml），肝功能、乙型肝炎及丙型肝炎抗原、CEA、CA125、CA199均为阴性。

【影像技术】

注射方式：经外周静脉注射Gd-BOPTA，剂量0.1mmol/kg，速率2ml/s；动脉期

（注药后15～40秒）、门静脉期（60秒）及延迟期（3～5分钟）、肝胆期（120分钟）扫描，序列VIBE：TR 4.50ms，TE 2.11ms，层厚3.0mm，FoV 400mm，体素大小1.4mm×1.4mm×3.0mm，翻转角10.0deg，带宽350Hz/Px。

【MRI 表现】

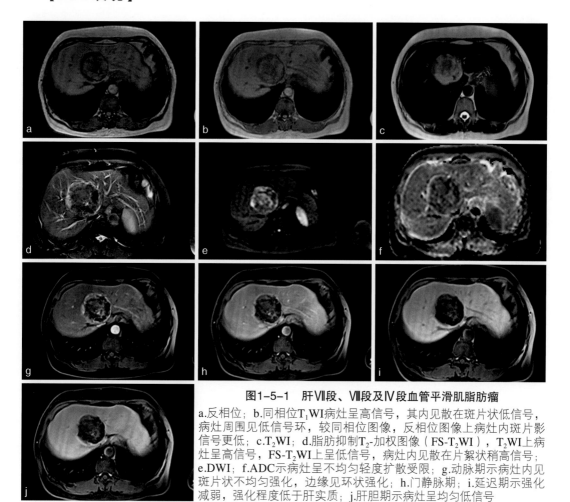

图1-5-1　肝Ⅶ段、Ⅷ段及Ⅳ段血管平滑肌脂肪瘤

a.反相位；b.同相位T₁WI病灶呈高信号，其内见散在斑片状低信号，病灶周围见低信号环，较同相位图像，反相位图像上病灶内斑片影信号更低；c.T₂WI；d.脂肪抑制T₂-加权图像（FS-T₂WI），T₂WI上病灶呈高信号，FS-T₂WI上呈低信号，病灶内见散在片絮状稍高信号；e.DWI；f.ADC示病灶呈不均匀轻度扩散受限；g.动脉期示病灶内见斑片状不均匀强化，边缘见环状强化；h.门静脉期；i.延迟期示强化减弱，强化程度低于肝实质；j.肝胆期示病灶呈均匀低信号

【手术结果】

手术名称　肝Ⅶ段、Ⅷ段、Ⅳ段及尾状叶切除术。

术中所见　于肝Ⅳ段、Ⅶ段、Ⅷ段及尾状叶扪及一大小约8cm×4cm的占位性病变，质软，界清。其后份为肝中静脉前壁，上缘为肝中静脉、肝右静脉汇合处，前下缘位于胆管隆突部，基底部毗邻肝后下腔静脉下段前壁。

病理诊断　血管平滑肌脂肪瘤。

【诊断要点】

脂瘤型肝血管平滑肌脂肪瘤（hepatic angiomyolipoma，HAML）的MRI表现具有较高的特异性，其MRI（Gd-BOPTA）表现如下。

平扫 脂瘤型HAML的脂肪成分在常规T_1WI及T_2WI呈高信号，应用脂肪抑制序列呈低信号。

增强 脂瘤型HAML中的血管及肌纤维成分在注射Gd-BOPTA后，多呈"快进快出"强化表现；动脉期出现明显强化，静脉期及延迟期呈稍低信号，肝胆期呈均匀低信号（肿瘤内不含肝细胞，不摄取Gd-BOPTA）。

【病案点评】

该病例为老年女性，因"肝占位"入院，术后病理诊断为HAML。其MR影像表现较为典型，病灶内含有大量脂肪成分。HAML是一种少见的生物学行为偏良性的原发性间叶源性肿瘤。HAML发病原因尚不清楚，主流观点认为HAML的主要组成部分是平滑肌细胞，病理上，典型的HAML平滑肌阳性的指标为免疫组化HMB-45染色阳性。HAML由多种成分组成，由不同比例的厚壁血管、平滑肌细胞及成熟脂肪细胞构成，Tusi等将HAML分为脂瘤型、肌瘤型、血管瘤型及混合型。脂瘤型HAML大部分由成熟的脂肪组织构成，此型可以看作经典型AML的一个变异类型。不同的构成比例具有不同的病理生理学特征，准确分型对于疾病的治疗和预后有重要意义。

MRI能准确反映瘤体内的不同组织成分，不同成分比例导致各序列的信号差异。由于脂瘤型HAML含有较多脂肪成分而表现为典型的T_1WI高信号、T_2WI中-高信号，具有较高的特异性。HAML可表现为多种强化模式，"快进快出""快进慢出"或持续性强化。有研究认为HAML的强化方式不是鉴别其他肝肿瘤的特征性表现。目前，随着各种新型肝细胞特异性对比剂在肝实性肿块中的应用逐步开展，Gd-BOPTA是否能用于HAML的鉴别诊断有待于进一步研究。

（吴昆华　赵　英　张宏江）

病例 2　肌瘤型肝血管平滑肌脂肪瘤

【病例介绍】

患者女，55岁。因"体检发现肝占位2天"入院。患者一般情况良好，既往无肝炎病史，查体无特殊发现。实验室检查：天门冬氨酸氨基转移酶64U/L（参考值 13～35U/L），白细胞计数 9.91×10^9/L [参考值（3.5～9.5）$\times 10^9$/L]，中性粒细胞数 7.01×10^9/L [参考值（1.8～6.3）$\times 10^9$/L]，C-反应蛋白 27.90mg/L（参考值0～8mg/L），肝功能、乙型肝炎及丙型肝炎抗原、CEA、AFP、CA125、CA199均阴性。

【影像技术】

注射方式：经外周静脉注射Gd-BOPTA，剂量0.1mmol/kg，速率2ml/s；动脉期（注药后20秒）、门静脉期（60秒）及延迟期（2分钟）、肝胆期（90分钟）扫描，序列VIBE：TR 3.92ms，TE 1.39ms，层厚3.0mm，FoV 309mm，体素大小1.7mm×1.2mm×3.0mm，翻转角9.0deg，带宽400Hz/Px。

【MRI 表现】

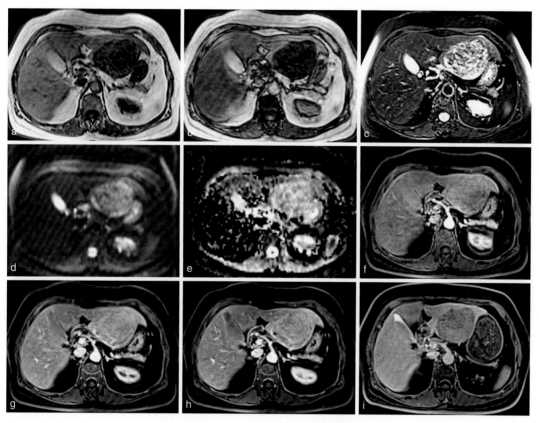

图1-5-2　左肝血管平滑肌脂肪瘤

a.同相位；b.反相位T$_1$WI示MHAML表现为T$_1$WI明显低信号；c.T$_2$WI示病灶T$_2$WI信号混杂，内见高低信号相间；d.DWI；e.ADC示病灶弥散未见明显受限；f.动脉期示病灶轻度强化；g.门静脉期；h.延迟期呈渐进性持续性强化，周边可见不完整"假包膜"样强化影；i.肝胆期信号低于周围正常肝实质

【手术结果】

手术名称　左肝外叶切除术。

术中所见　肿瘤位于左肝外叶，呈外生型生长，包膜完整，色偏暗红；大小约9.0cm×7.0cm×6.0cm。

大体标本　左肝外叶组织，切面见一肿物，肿物突向肝被膜，切面灰红灰褐，肿物距肝切缘约2.0cm。

病理诊断 AML伴小部分呈上皮细胞样（约占10%）。

【诊断要点】

肌瘤型HAML的MRI（Gd-BOPTA）表现如下：

平扫 肌瘤型HAML在T_1WI上呈低信号，在T_2WI上呈高低混杂信号相间。

增强 注射Gd-BOPTA后，动脉期轻度强化，门静脉期、延迟期病灶呈渐进性、持续性强化。HAML在肝胆特异期主要表现为低信号。

【病案点评】

该病例为中年女性，因"体检发现肝占位2天"入院，术后病理诊断为AML。其MRI影像表现较为典型，尤其是T_2WI呈高低混杂信号，增强呈渐进持续性强化。

HAML起源于间叶组织，是一种罕见的良性肿瘤，常无明显临床症状，多由体检发现或者表现为非特异性的腹痛、腹胀等症状。好发于女性，发病机制不明。根据其血管、平滑肌、脂肪3种成分的比例不同，分为4类：脂肪瘤型、肌瘤型、血管瘤型、混合型。HMB-45（+）是HAML特异性指标。肌瘤型HAML（MHAML）是HMAL最少见的类型，几乎不含有脂肪组织，平滑肌含量较多，常呈实质性软组织肿块。

MHAML非常罕见，其诊断需联合影像、病理及免疫组织化学染色检查：①超声是筛查MHAML的首选检查，肌瘤型HAML的超声表现主要以等稍低回声表现为主，超声造影上肌瘤型HAML的增强表现具有一定特征性，可用于提示诊断，但缺乏特异性。②CT/MRI是诊断肌瘤型HAML的主要手段。CT表现为稍低密度软组织肿块，其内密度常不均匀，动脉期轻度强化，门静脉期及延迟期呈渐进性、持续性强化，稍高或等于同期肝实质密度。MRI平扫T_1WI呈稍低信号，T_2WI信号常较混杂，与病理上3种成分构成比例相关。MRI动脉期、门静脉期及延迟期强化表现与CT类似，延迟扫描部分肿瘤边缘可出现假包膜样不完整环形强化，由邻近受压肝实质和疏松纤维组织构成。在肝胆特异期HAML为低信号。肌瘤型HAML因平滑肌含量较多，病灶内脂肪含量少，CT和MRI不易显示，加之肿瘤内可出现出血、坏死和囊变，使得术前准确诊断更加困难。

综上所述，肌瘤型HAML临床表现无特异性，CT、MRI表现在一定程度上反映了其病理组织学基础，最终确诊需要病理检查。

（曹代荣　周晓芳）

病例3　血管瘤型肝血管平滑肌脂肪瘤

【病例介绍】

患者女，22岁。因"体检发现肝占位2个月"入院。患者一般情况良好，既往无肝炎病史，查体无特殊发现。实验室检查：肝功能、乙型肝炎及丙型肝炎抗原、AFP、CEA、CA125、CA199均为阴性。

【影像技术】

注射方式：经外周静脉注射Gd-BOPTA，剂量0.1mmol/kg，速率2ml/s；动脉期（注药后20秒）、门静脉期（60秒）及延迟期（2分钟）、肝胆期（90分钟）扫描，序列VIBE：TR 3.9ms，TE 1.4ms，层厚3.0mm，FoV 250mm×380mm，体素大小1.7mm×1.2mm×3.0mm，翻转角9.0deg，带宽400Hz/Px。

【MRI 表现】

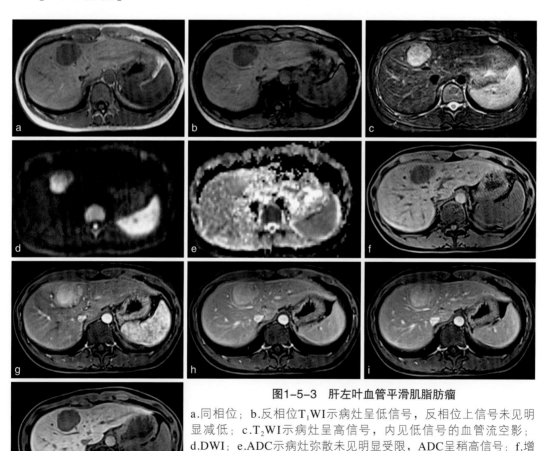

图1-5-3　肝左叶血管平滑肌脂肪瘤

a.同相位；b.反相位T$_1$WI示病灶呈低信号，反相位上信号未见明显减低；c.T$_2$WI示病灶呈高信号，内见低信号的血管流空影；d.DWI；e.ADC示病灶弥散未见明显受限，ADC呈稍高信号；f.增强前T$_1$WI病灶呈低信号；g.动脉期病灶明显不均匀强化；h.门脉期呈持续强化；i.实质期强化稍减弱，信号仍高于周围肝实质；j.肝胆期病灶呈低信号，境界清楚

【手术结果】

手术名称　左肝肿瘤切除术。术中所见：肝大小质地色泽正常，肝Ⅳ段见一肿物，超声探查肿瘤大小约4cm×3cm×3cm，肿瘤底部距肝表面约3.0cm。

大体标本　大小约3.9cm×3.0cm×2.8cm，切面灰红，质软，界不清。

病理诊断　AML，部分区域呈上皮样血管平滑肌脂肪瘤改变。

【诊断要点】

血管瘤型AML的MRI（Gd-BOPTA）表现如下。

平扫　T_1WI以低信号为主，T_2WI为不均匀高信号，内可见低信号的血管流空影，较有特征。

增强　AML动脉期明显不均匀强化，门静脉期呈持续或渐进性强化，延迟期强化程度减弱，仍高于周围肝实质，肝胆期呈低信号。动脉期与门静脉期部分病灶可见中心血管影，部分病例可见不完整的假包膜，假包膜门静脉期及延迟期轻度强化，肝胆期呈低信号。

【案例点评】

该病例为年轻女性，因"体检发现肝占位2个月"入院。术后病理诊断为AML。HAML是一种少见的间叶源性肿瘤，大多数无肝炎、肝硬化病史，多单发，亦可多发，常见于中青年女性，大多数HAML患者无临床症状，于体检或行上腹部检查时偶然发现；5%～10%可合并结节性硬化，HAML的影像学表现与肿瘤内的畸形血管、平滑肌和脂肪成分的比例、分布情况有关，肿瘤在发展过程中大小及内部3种组织成分亦可发生变化，罕见瘤内出血及囊变。HAML病理分型标准为混合型（脂肪10%～70%）、脂肪瘤型（脂肪≥70%）、肌瘤型（脂肪≤10%）和血管瘤型4种类型。镜下为明显扩张的厚壁畸形血管、平滑肌细胞与不等量的脂肪细胞穿插排列。部分病例可见假包膜，与病理对照显示假包膜是由肿瘤周围受压的肝实质、疏松的纤维组织构成，因此在门静脉期和（或）延迟期强化。CT、MRI检出瘤内脂肪是诊断HAML的特征性征象，对于瘤内脂肪含量少的病例还需结合病灶的增强特点，如肿瘤早期和延迟强化特点。

CT表现：平扫呈低于周围正常肝组织的混杂密度，病灶内含有不同程度的脂肪密度，部分病例未见明显脂肪成分，动脉期病灶明显强化，强化明显处与正常肝实质交界模糊，门静脉期仍呈持续或渐进性强化，延迟期强化有不同程度减低，密度仍高于周围肝实质。MRI强化方式同CT，肝胆特异期呈低信号。

综上所述，HAML的CT、MRI表现在一定程度上反映了其病理组织学基础，由于3种组织成分（畸形血管、平滑肌细胞和脂肪细胞）的分布、比例不同，使HAML的影像表现多样化，CT、MRI检出脂肪及在增强扫描动脉期、延迟期强化特点有助于准确诊断，具体的分型需根据病理结果判断。

（曹代荣　陈晓丹）

病例 4　混合型肝血管平滑肌脂肪瘤

【病例介绍】

患者男，55岁。因"体检发现肝占位"入院。患者一般情况良好，有肝炎、肝硬化病史，查体无特殊发现。实验室检查：肝功能、丙型肝炎抗原、AFP、CEA、CA125、CA199均为阴性。

【影像技术】

注射方式：经外周静脉注射Gd-BOPTA，剂量0.1mmol/kg，速率2ml/s；动脉期（注药后20秒）、门静脉期（60秒）及延迟期（2分钟）、肝胆期（90分钟）扫描，序列VIBE：TR 3.9ms，TE 1.4ms，层厚3.0mm，FoV 250mm×380mm，体素大小1.7mm×1.2mm×3.0mm，翻转角9.0deg，带宽400Hz/Px。

【MRI 表现】

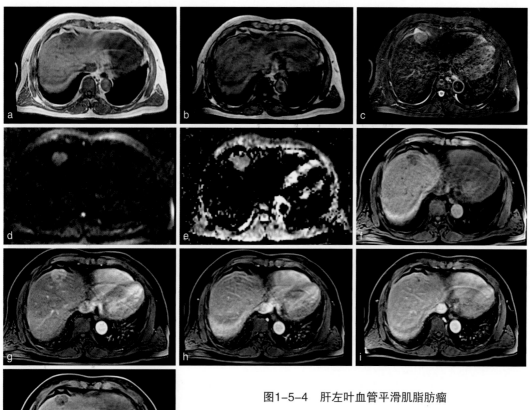

图1-5-4　肝左叶血管平滑肌脂肪瘤

a.同相位；b.反相位T$_1$WI示病灶呈低信号，同相位上局部斑片状高信号，反相位上呈低信号；c.T$_2$WI示病灶呈高信号；d.DWI呈稍高信号；e.ADC呈稍高信号，未见明显弥散受限；f.增强前T$_1$WI病灶呈低信号；g.动脉期病灶明显不均匀强化；h.门脉期及i.延迟期强化减低，与周围肝实质比呈等-稍低信号；j.肝胆期病灶呈低信号

【手术结果】

手术名称 肝Ⅳ段肿物切除术。术中所见：肿瘤位于肝Ⅳ段，直径约3cm，色灰白，质硬，边界清楚，其余肝呈大小结节混合型肝硬化改变。

大体标本 肝组织一块，大小约5.5cm×5.0cm×2.5cm，切面见一肿物，大小3.0cm×2.5cm×4.5cm，切面灰白，质中，紧邻肝被膜及肝切缘。

病理诊断 AML，灶区呈上皮样形态，肿物邻近肝被膜，基底切缘净。

【诊断要点】

混合型HAML的MRI（Gd-BOPTA）表现如下。

平扫 T_1WI以低信号为主，内见条索状、圆弧状脂肪高信号影，T_2WI为不均匀高信号，罕见瘤内出血及囊变。

增强 HAML动脉期明显不均匀强化，门静脉期呈持续或渐进性强化，延迟期强化程度减弱，肝胆期呈低信号。动脉期与门静脉期部分病灶可见中心血管影，部分病例可见不完整的假包膜，假包膜门静脉期及延迟期轻度强化，肝胆期呈低信号。

【案例点评】

该病例为中年男性，因"体检发现肝占位"入院。术后病理诊断HAML。HAML病理分型标准为混合型（脂肪10%~70%）、脂肪瘤型（脂肪≥70%）、肌瘤型（脂肪≤10%）和血管瘤型4种类型。镜下见肿瘤含索状排列的平滑肌上皮细胞，内有成熟的岛状脂肪组织，CT/MRI表现为病灶内条索状、圆弧状脂肪密度/信号可作为混合型HAML特征性影像学诊断依据。

HAML是一种少见的间叶源性肿瘤，大多数无肝炎、肝硬化病史，多单发，亦可多发，常见于中青年女性，大多数HAML患者无临床症状，于体检或行上腹部检查时偶然发现；5%~10%可合并结节性硬化，HAML的影像学表现与肿瘤内的畸形血管、平滑肌和脂肪成分的比例、分布情况有关，肿瘤在发展过程中大小及内部3种组织成分亦可发生变化，罕见瘤内出血及囊变。镜下为明显扩张的厚壁畸形血管、平滑肌细胞与不等量的脂肪细胞穿插排列。部分病例可见假包膜，与病理对照显示假包膜是由肿瘤周围受压的肝实质、疏松的纤维组织构成，因此在门静脉期和（或）延迟期强化。CT、MRI检出瘤内脂肪是诊断HAML的特征性征象，对于瘤内脂肪含量少的病例还需结合病灶的增强特点，如肿瘤早期和延迟强化特点。

CT表现： 平扫呈低于周围正常肝组织的混杂密度，病灶内含有不同程度的条索状、圆弧状脂肪密度，动脉期病灶明显强化，强化明显处与正常肝实质交界模糊，门静脉期仍呈持续或渐进性强化，延迟期强化有不同程度减低，密度仍高于周围肝实质，原条索状、圆弧状低密度区在门静脉期和（或）延迟期显示更清楚。

综上所述，HAML的CT、MRI表现在一定程度上反映了其病理组织学基础，由于3

种组织成分（畸形血管、平滑肌细胞和脂肪细胞）的分布、比例的不同，使HAML的影像表现多样化，CT、MRI检出脂肪及在增强扫描动脉期、延迟期强化特点有助于正确诊断，具体的分型得根据病理结果判断。

（曹代荣 陈晓丹）

病例 5 上皮样肝血管平滑肌脂肪瘤

【病例介绍】

患者女，37岁。因"体检发现右肝占位1个月"入院。患者一般情况良好，既往无肝炎病史，查体无特殊发现。实验室检查：肝功能、乙型肝炎及丙型肝炎抗原、AFP、CEA、CA125、CA199均为阴性。

【影像技术】

注射方式：经外周静脉注射Gd-BOPTA，剂量0.1mmol/kg，速率2ml/s；动脉期（注药后20秒）、门静脉期（60秒）及延迟期（2分钟）、肝胆期（90分钟）扫描，序列VIBE：TR 3.9ms，TE 1.4ms，层厚3.0mm，FoV 250mm×380mm，体素大小1.7mm×1.2mm×3.0mm，翻转角9.0deg，带宽400Hz/Px。

【MRI 表现】

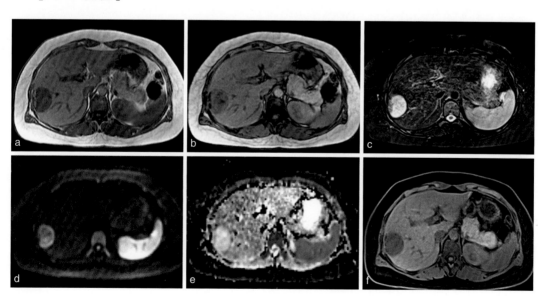

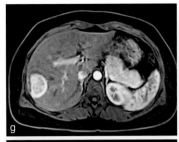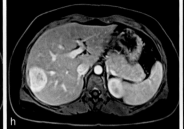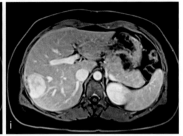

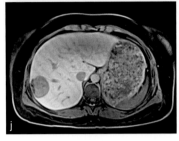

图1-5-5 肝右叶上皮样血管平滑肌脂肪瘤

a.同相位；b.反相位T$_1$WI示病灶呈稍低信号，同相位上局部斑片状、条片状高信号，相应反相位上呈低信号；c.T$_2$WI示病灶呈高信号；d.DWI；e.ADC示病灶弥散未见受限，相应ADC图呈高信号；f.增强前T$_1$WI病灶呈低信号；g.动脉期病灶明显不均匀强化；h.门脉期及i.延迟期呈持续强化，信号高于周围肝实质；j.肝胆期病灶呈低信号

【手术结果】

手术名称 右肝肿瘤切除术。术中所见：肝Ⅶ、Ⅷ段交界处见一肿物，直径约5cm大小，黄褐色，边界清楚。

大体标本 大小约3.5cm×2.3cm×1.6cm，切面灰红灰黄，质软，无包膜，界尚清。

病理诊断 上皮样血管平滑肌脂肪瘤，侵及周围肝组织，紧邻被膜。

【诊断要点】

上皮样AML的MRI（Gd-BOPTA）表现如下。

平扫 上皮样AML在T$_1$WI以低信号为主，内见斑点状、细条状高信号，T$_2$WI为不均匀高信号，未见明显出血及囊变。

增强 上皮样AML动脉期明显不均匀强化，门静脉期及实质期呈持续性强化，高于周围肝实质，肝胆期呈低信号。动脉期与门静脉期部分病灶可见中心血管影，部分病例可见不完整的假包膜，假包膜门静脉期及延迟期轻度强化，肝胆期呈低信号。

【案例点评】

该病例为年轻女性，因"体检发现右肝占位1个月"入院。术后病理诊断为上皮样血管平滑肌脂肪瘤（epithelioid angiomyolipoma，EAML）。EAML是AML的罕见亚型，与经典的由不同比例的血管、脂肪和平滑肌细胞组成的AML不同，EAML主要由单核或多核的上皮样细胞构成，有些肿瘤可能出现灶状经典的AML区域。现在已逐渐认识到上皮样AML是生物学行为不同于经典型AML的一种具有恶性潜能的肿瘤。由于缺乏脂肪成分，EAML在超声和CT检查时很难与其他间叶肿瘤及癌区别。

较小的EAML一般无症状，多于影像学检查时偶然发现。当肿瘤较大时，常见症状为腹痛、腹部包块。广泛肿瘤内出血和坏死的EAML比经典AML更常见。EAML主要由弥漫、形态多样的上皮样肿瘤细胞组成，瘤细胞排列成疏松弥漫的不规则片状、结节状，或围绕扩张的血管呈血管周围上皮样细胞生长。典型AML的血管和脂肪成分缺乏或不明显，但经过广泛取材可发现局部区域的异常厚壁血管及血窦。

CT表现：平扫呈低于周围正常肝组织的混杂密度，部分病灶内可见脂肪密度影，动脉期病灶明显强化，强化明显处与正常肝实质交界模糊，门静脉期仍呈持续或渐进性强化，延迟期强化有不同程度减低，密度仍高于周围肝实质。MRI强化方式同CT，肝胆特异期表现为低信号。

综上所述，EAML的CT、MRI表现在一定程度上反映了其病理组织学基础，CT、MRI检出脂肪及动脉期、延迟期的强化特点有助于正确诊断，具体的分型需根据病理结果判断。

（曹代荣 陈晓丹）

第六节 肝硬化相关结节

病例1 高级不典型增生结节伴部分癌变、低级不典型增生结节

【病例介绍】

患者女，63岁，西藏昌都地区人。因"乏力5年，呕血1次，发现肝占位20余天"入院。患者高血压病史10余年，糖尿病病史3余年，2013年因胆囊炎行胆囊切除术，饮啤酒30年，每周1~2次，折合乙醇量25~33g/d。既往无肝炎病史，查体无特殊发现。实验室检查：乙型肝炎及丙型肝炎抗原均为阴性；血常规：HGB 101g/L、PLT 56×10^9/L、WBC 7.17×10^9/L；肝功能：总胆红素 14.4mmol/L，直接胆红素 6.3mmol/L，ALT 16U/L，AST 37U/L；AFP 12.36ng/ml（参考值＜15ng/ml）。

【影像技术】

注射方式：经外周静脉注射Gd-BOPTA，剂量0.1mmol/kg，速率2ml/s；动脉期（注药后12~35秒）、门静脉期（55秒）及延迟期（5分钟）、肝胆期（90分钟）扫描，序列LAVA：TR 3.8ms，TE 1.1ms，层厚2.0~3.3mm，FoV 400mm，体素大小2.3mm×1.3mm×2.0mm，翻转角12deg，带宽166.67Hz/Px。

【MRI 表现】

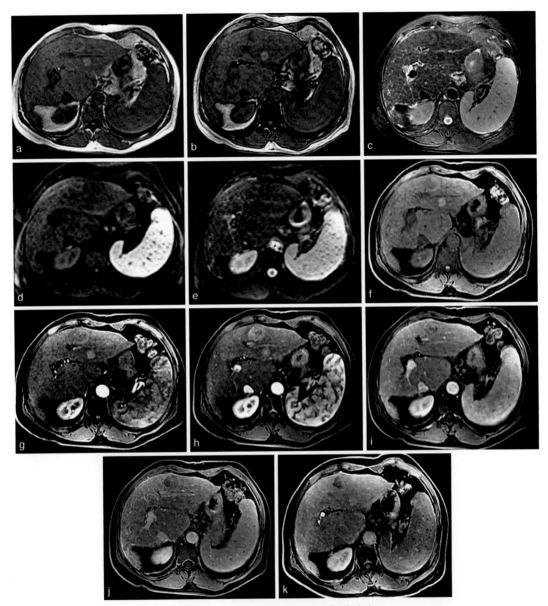

图1-6-1　高级不典型结节伴部分癌变

63岁女性，肝左外叶多发异常信号结节。a.同相位；b.反相位T_1WI示肝左外叶两短T_1信号结节影，较大
结节外侧部反相位信号较同相位信号明显减低，提示该结节有部分的脂肪变性；较小的结节位于肝Ⅱ
段，同反相位信号无明显变化；c.T_2WI示肝Ⅲ段结节信号稍高，肝Ⅱ段结节略低信号；d.高b值DWI；
e.低b值DWI图像，肝Ⅲ段结节在高b值及低b值图像上均为不均匀略高信号，肝Ⅱ段结节高b值呈等信
号，低b值呈略低信号；f.预扫图像显示肝Ⅲ段结节呈高低混杂信号，肝Ⅱ段结节呈高信号；g.动脉早
期；h.动脉晚期图像示肝Ⅲ段结节可见部分区域强化，肝Ⅱ段结节未见明确强化；i.门脉期示肝Ⅲ段结
节病灶内造影剂部分消退，肝Ⅱ段结节呈等信号；j.延迟期显示肝Ⅲ段结节外侧缘部分快速消退，肝Ⅱ
段结节呈略低信号；k.肝胆期，肝Ⅲ段结节外侧缘呈低信号，内侧缘可见少量对比剂摄取呈等信号，肝
Ⅱ段结节可见对比剂摄取呈高信号，同时可见造影剂（Gd-BOPTA）充盈肝门部胆管

【手术结果】

肝穿病理：肝Ⅲ段结节查见肝细胞癌，考虑高级别不典型增生结节（dysplastic nodules，DN）部分癌变，周围肝呈结节性肝硬化改变。免疫组化：hepa（+），Arg（+），GPC（+），GS（±），CK7（灶，+），CD34（血窦，+），Ki67（MIB-1）（+，约5%），HBsAg（−），HBcAg（−），Foot示网状纤维减少。肝Ⅱ段结节：低级别不典型增生结节（low-grade dysplastic nodules，LGDN）。

【诊断要点】

DN表现为T_1WI呈稍高信号，T_2WI呈稍低或等信号，注射Gd-BOPTA后增强扫描，动脉期无明显强化，门脉期及延迟期呈等或略低信号，肝胆期结节可摄取对比剂呈高或等信号。

高级不典型增生结节（high-grade dysplastic nodules，HGDN）部分癌变的表现为：T_1WI可呈等、稍高或稍低信号，癌变区呈低信号，在T_2WI上，HGDN呈等或稍高信号，其内部分癌变区呈高信号，且该区域DWI呈高信号。注射Gd-BOPTA后增强扫描，动脉期癌变区域强化较明显，HGDN仅有轻微强化或无强化，门静脉期、延迟期癌变区域依然符合"快退"的表现呈低信号，HGDN则呈略低信号。肝胆特异期癌变区域不摄取对比剂而呈明显低信号，未癌变的区域则可见不同程度的对比剂摄取。

【病案点评】

该病例为老年女性，生长在牧区，无乙丙型肝炎病史，有长期饮酒史，因"肝内多发占位"入院，影像学发现其肝内多发异常信号结节，进而行MRI检查进一步明确肝内结节性质。肝硬化的患者，在肝内常可见处于不同阶段的不同性质的结节，MRI特异性对比剂对区分肝内结节有十分重要的作用。

HGDN被认为是低级别DN和小肝癌之间的过渡，其与LGDN的区别主要在于动脉血供的增加以及门脉血供的减少。HGDN在MRI上可出现"结节中结节"的表现，尤其是该结节起源于铁质沉着的再生结节（regenerative nodules，RN），其结节内部强化的小结节，代表部分癌变的HGDN，MRI能够显示DN癌变过程中的一系列表现。

DN通常为短T_1、短T_2信号，LGDN通常无扩散受限，故DWI呈等信号，当DN的T_1加权信号由高变低、T_2WI信号由低变高时，提示该结节正在由LGDN向HGDN变化。HGDN向小肝癌发展的过程中，MRI检查可主要有以下3种表现：逐渐出现的病灶内局部脂肪浸润、T_2WI及DWI上在结节中出现高信号区域、明显的新生血管形成亦即动脉血供增加。同时，应用特异性对比剂时，肝胆期对比剂的摄取同样可提供病灶内部信息，LGDN仅有对比剂摄取的延迟，但仍能摄取较多对比剂，高级DN结节则摄取比较少的对比剂或仅部分摄取对比剂，而进展到HCC则几乎不摄取对比剂。因此，MRI尤其是特异性对比剂MRI可以在RN、DN及HCC逐渐演变的各阶段发挥相应的作用。

（安维民 董景辉 任洪伟）

病例 2　肝硬化相关良性结节

【病例介绍】

患者男，69岁。因"发现HBsAg阳性30余年，新发占位10余天"入院。既往史：乙型肝炎病史30余年，受伤致"右眼失明"49年，高血压病2年。查体：右眼失明，余无特殊。实验室检查：肝功能：白蛋白39.7g/L，AST、ALT正常。AFP 6080.0ng/ml。乙型肝炎两对半：乙型肝炎病毒表面抗原（＋），乙型肝炎病毒e抗体（＋），乙型肝炎病毒核心抗体（＋）。铜蓝蛋白、CEA、CA199、CA125未见明显异常。

【影像技术】

注射方式：经外周静脉注射Gd-BOPTA，剂量0.1mmol/kg，速率2ml/s；动脉期（注药后20秒）、门静脉期（60秒）及延迟期（2分钟）、肝胆期（90分钟）扫描，序列VIBE：TR 3.9ms，TE 1.4ms，层厚3.0mm，FoV 250mm×380mm，体素大小1.7mm×1.2mm×3.0mm，翻转角9.0deg，带宽400Hz/Px。

【MRI 表现】

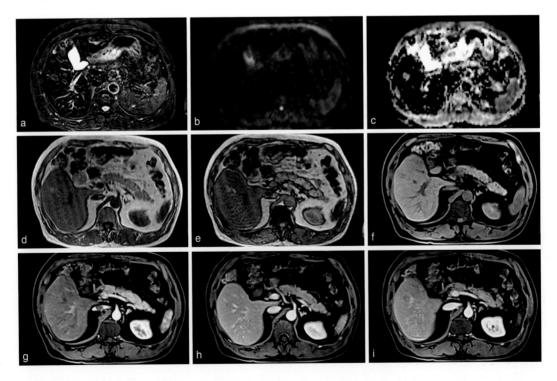

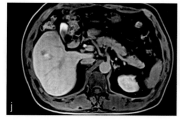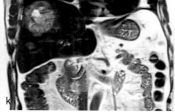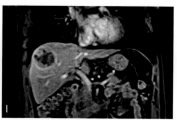

图1-6-2　肝Ⅴ段异型增生结节

肝Ⅴ段异型增生结节，大小约1.4cm×0.8cm×0.5cm。a.T₂WI示病灶呈稍高信号；b.DWI示病灶呈等信号；c.ADC稍高信号；d.同相位，病灶呈高信号；e.反相位，周围肝实质信号减低，病灶部分区域信号减低；f.增强前T₁WI平扫示病灶呈等信号；g.动脉期病灶等信号，未见明显强化；h.门脉期呈等-稍低信号；i.延迟期，呈稍低信号；j.肝胆期呈低信号；k.冠状面T₂WI及l.增强实质期显示肝Ⅷ段肝细胞癌

【手术结果】

手术名称　右肝病损切除术（超声定位下Ⅷ段+Ⅴ段肿瘤切除）。术中见腹腔内少量腹水，肝呈结节型肝硬化表现，右肝前叶膈面见一肿物，大小约8cm×7cm×5cm，包膜尚完整，边界清楚，周围未见明显卫星灶。术中置入超声探头，探及肝Ⅴ段近胆囊床附近见另一肿物，大小约1cm×2cm×2cm，余肝未见明显肿物。

大体标本　肝Ⅷ段大病灶+Ⅴ段小病灶：（肝肿物位于肝Ⅷ段）肝组织一块，大小13.0cm×10.0cm×5.5cm，肝表面呈颗粒状，切面见一肿物（临床已切开），肿物大小7.5cm×6.0cm×5.5cm，肿物突出肝表面，紧邻被膜，肿物切面灰红灰褐，质中，距肝切缘最近0.2cm。切缘墨染。Ⅴ段病灶临床切开处见一淡黄色瘢痕样区，大小1.4cm×0.8cm×0.5cm，距肿物2.3cm，距肝切缘0.3cm，边界模糊，全取。

病理诊断　①肝Ⅷ段：肝细胞癌（3级，细梁型和实体型）伴大片坏死；②肝Ⅴ段：查见异型增生结节伴中度脂肪变性。

【诊断要点】

肝异型增生结节的MR（Gd-BOPTA）表现如下。

LGDN　平扫及增强与RN相似，T₁WI等-高信号，T₂WI等-低信号，动脉期不强化，门静脉期、实质期呈等或稍低信号。

HGDN　平扫T₁WI等-高信号，T₂WI稍高信号，DWI等信号，增强扫描动脉期见强化，门静脉期及实质期呈等信号；肝胆期大部分呈等信号，约有1/3肝胆期呈低信号；有时与高分化的肝细胞癌有重叠之处。

T₂WI上低信号　为铁质沉着结节；T₂WI稍高信号可能为病灶内梗死或纤维增殖所致。T₁WI上高信号可能为脂肪变性、铜沉积等。

【病案点评】

该病例为老年男性，因"发现HBsAg阳性30余年，新发占位10余天"入院，既往有慢性乙型肝炎病史；术后Ⅴ段结节诊断为肝异型增生结节。其MRI表现较为典型。

　　肝异型增生结节是肝硬化或慢性肝病中一种常见的结节，根据异型程度，又可分为低级别异型增生结节（LGDN）和高级别异型增生结节（HGDN）。病理上异型增生结节同时具有细胞学和结构上的改变。在大体标本上表现为单发或多发的界清或不清的结节，大部分的结节直径＜15mm；LGDN边界清楚，周围有纤维组织包绕，肝细胞有微小的异型性，表现为细胞密度增加，可有大细胞改变，很少有小细胞改变，肝板厚1～2层细胞，不包含假腺样排列，没有明显增厚的肝板，有正常的血管轮廓，肝细胞功能正常，Kupffer细胞密度正常。HGDN肉眼及镜下境界清楚，镜下观：局部肝细胞密度增加，非配对血管密度增加，Kupffer细胞密度可增多、正常或减少；结节内常有不规则小梁状肝细胞排列，肝板厚可达3层细胞，偶见假腺样排列。大细胞变很少出现，小细胞变更常见，更明显。有时候，结节内可以有铁、铜或脂肪沉积。对于小的HGDN有时候可能会类似于高分化的肝细胞癌，在组织学上也难以鉴别。

　　由于肝异型增生结节具有较高的癌变概率，对于慢性肝病患者，密切随访非常重要：①超声：价值有限，不容易区分肝内结节性质。②CT表现：为稍低或等密度，有13%～31%的异型增生结节在CT动脉期出现强化，可能是由于肝动脉供血增加的缘故，而多数异型增生结节在动脉期、门静脉期均无强化。③MRI表现：T_1WI上高信号多见，也可表现为等信号，在T_2WI上大部分呈低信号，动脉期HGDN可见强化，门静脉期及实质期呈稍低、等或稍高信号；LGDN在肝胆期表现为等-稍高信号，约1/3的HGDN在肝胆期表现为稍低信号。

　　肝异型增生结节和部分高分化的肝癌影像表现有重叠之处，因此对于慢性肝病患者，一旦发现肝内有可疑结节，需复查增强CT或增强MRI，检测肿瘤标志物，必要时行肝穿刺活组织检查等，有助于早期诊断肝癌。在随访过程中若发现异型增生结节的体积增大、T_1WI信号降低、T_2WI信号升高或出现"结节内结节"、结节内出现脂肪变、DWI出现高信号、出现假包膜、病灶内动脉血供增加、肝胆期低信号、AFP升高等转变都提示有恶变的可能，应该进行积极干预。

（曹代荣　黄秀珠）

第七节　寄生虫感染

病例1　肝脓肿

【病例介绍】

患者女，60岁。因"低热并恶心、呕吐2周余，发现右肝占位1周"入院。患者一般情况尚可，既往无肝炎病史，查体肝区叩痛。实验室检查：外院抗感染治疗后，炎症指标正常；血红蛋白 108g/L（参考值115～150g/L），肝功能、乙型肝炎及丙型肝炎抗原、AFP、CEA、CA199、CA125均为阴性。

【影像技术】

注射方式：经外周静脉注射Gd-BOPTA，剂量0.1mmol/kg，速率2ml/s；动脉期（注药后20秒）、门静脉期（60秒）及延迟期（2分钟）、肝胆期（90分钟）扫描，序列VIBE：TR 3.9ms，TE 1.4ms，层厚3.0mm，FoV 250mm×380mm，体素大小1.7mm×1.2mm×3.0mm，翻转角9.0deg，带宽400Hz/Px。

【MRI 表现】

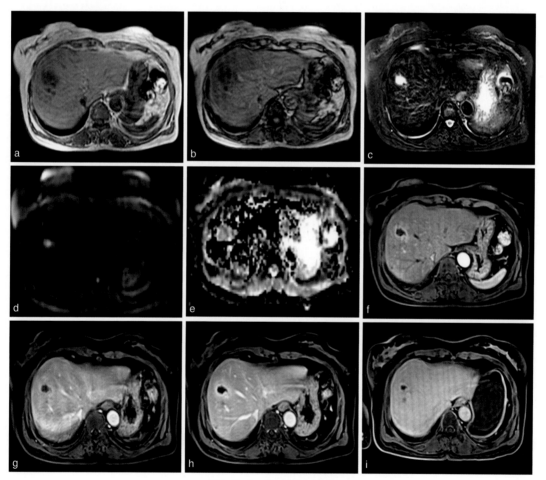

图1-7-1 肝Ⅷ段肝脓肿

60岁女性，肝Ⅷ段肝脓肿，大小约3.0cm×2.6cm。a.同相位；b.反相位T₁WI示病灶呈低信号；c.T₂WI示病灶周围脓肿壁呈稍高信号，中央脓腔呈明显高信号；d.DWI及e.ADC示DWI脓腔呈明显高信号，ADC呈稍低信号；f.动脉期示脓肿壁明显强化；g.门静脉期；h.延迟期示脓肿壁持续强化，强化范围增大；i.肝胆期示脓腔呈低信号，脓肿壁呈高信号

【手术结果】

手术名称　肝穿刺活检。

大体标本　灰白色线样组织2条，长1.2cm，直径0.1cm，全送检。

病理诊断　肝脓肿。

【诊断要点】

肝脓肿的MRI（Gd-BOPTA）表现如下。

平扫　肝脓肿为类圆形病灶，T_1WI脓腔为均匀低信号，脓肿壁的信号强度高于脓腔而低于肝实质，表现为较厚的圆环状稍高信号区。T_2WI脓肿壁呈稍高信号，脓腔呈明显高信号。周围肝组织水肿T_2WI呈明显高信号。DWI脓腔呈高信号，ADC图呈低信号。

增强　注射Gd-BOPTA后，动脉期脓肿壁呈明显环形增强，脓腔不强化，门脉期、实质期脓肿壁持续强化，周围水肿区呈延迟强化，强化范围增大。肝胆期表现为脓腔低信号，脓肿壁高信号。

【病案点评】

该病例为老年女性，因"低热并恶心、呕吐2周余，发现右肝占位1周"入院，术后病理诊断为肝脓肿。其MRI影像表现较为典型。

肝脓肿是由细菌、真菌或溶组织阿米巴原虫等多种微生物引起的肝化脓性病变，可由细菌直接侵入腹腔内感染蔓延而引起，也可以因为脐部感染经脐血管、门静脉而入肝，胆管蛔虫同样可成为引起细菌性肝脓肿的诱因。肝脓肿发病率为0.007%～0.04%，若不积极治疗，死亡率可高达10%～30%。临床症状主要表现为寒战、高热、肝区疼痛、乏力、食欲不振和恶心呕吐等。肝脓肿的主要诊断方式有实验室检查和影像学检查，实验室检查主要表现为：白细胞计数升高、中性粒细胞比例升高、核左移或中毒颗粒出现以及转氨酶和碱性磷酸酶轻度升高。影像学检查方法主要是CT及MRI，前者扫描速度快，后者软组织分辨率高。

肝脓肿影像学表现：①CT：脓肿呈圆形、椭圆形或不规则（巨大者）低密度占位。其中心区域CT值略高于水而明显低于邻近正常肝组织，密度均匀或不均匀，病灶边缘多不清楚，周围可有低密度水肿，少数病灶内有积气等。增强扫描呈单环、双环甚至三环状强化是其特征性表现。在动脉期病灶中心呈低密度区，伴极轻或轻度环状强化。门静脉期强化环更明显，双环者其外侧低密度环开始强化，但强化程度低于内侧强化环和肝实质。实质期强化环仍明显高于周围肝实质，且病灶周围的低密度环可消失，而使病变显示"缩小"。多房脓肿有单个或多个间隔。一般而言单环代表脓肿壁的显示，说明周围水肿带不明显；双环表明脓肿壁（内环）周围有水肿带（外环）存在，外环的密度低于内环；三环的出现表明除了水肿带（外环）外，脓肿壁有两层构成。脓肿壁外层（中环）一般为纤维肉芽组织，强化最著；内层（内环）由炎症组织构成，强化不及肉芽组织，如内层由坏死组织构成，则不出现强化。②MRI：脓肿为圆形或类圆形的病灶，脓腔在T₁WI呈均匀或不均匀低信号，T₂WI呈高信号。T₁WI脓肿壁的信号强度高于脓腔而低于肝实质，表现为较厚的圆环状稍高信号区，称"晕环征"。晕环周围肝组织水肿，T₂WI呈明显高信号。DWI脓腔呈高信号，ADC呈低信号。Gd-BOPTA对比增强后，脓肿壁呈环形增强，分房的脓肿间隔也出现增强。肝胆期表现为脓腔低信号，脓肿壁高信号。治疗后脓肿周围的炎症吸收，脓肿形成厚壁，T₁WI呈稍低信号。增强扫描脓肿壁可强化，液化区不强化，"环征"显示明显。有时动脉期可见到病灶边缘肝组织因充血呈高灌注表现，至静脉期及延迟期充血带与正常肝实质强化趋于一致。

综上所述，典型的临床症状、实验室检查联合CT和MRI（Gd-BOPTA）检查有助于明确诊断。

（曹代荣 陈晓丹）

病例2 肝泡状棘球蚴病

【病例介绍】

患者男，29岁。因"体检发现肝占位1个月"入院。患者一般情况良好，有疫区居住及牛羊饲养史。查体无特殊发现。实验室检查：包虫四项 EgCF抗体（±）；EgP抗体（±）；EgB抗体（−）；Em2抗体（−）；血常规正常，肝功、乙型肝炎及丙型肝炎抗原、AFP、CEA、CA125、CA199均为阴性。

【影像技术】

注射方式：经外周静脉注射Gd-BOPTA，剂量0.1mmol/kg，速率2ml/s；动脉期（注药后15秒）、门静脉期（60秒）及延迟期（5分钟）、肝胆期（40分钟）扫描，序列VIBE：TR 3.64ms，TE 1.37ms，层厚3.0mm，FoV 380mm，矩阵256×256，翻转角9.0deg。

【MRI 表现】

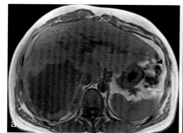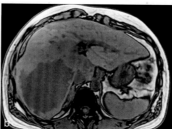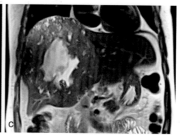

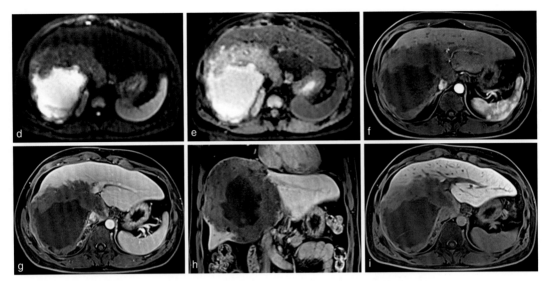

图1-7-2　肝右叶、尾状叶、部分左叶内侧段肝泡状棘球蚴病

a.同相位；b.反相位T₁WI示HAE T₁信号稍低，中央液化区T₁信号更低；c.T₂WI示病灶实性部分T₂信号稍高，可见多发小囊泡，中央液化坏死呈明显高信号；d.DWI示病灶呈稍高信号；e.ADC示HAE及中央液化弥散未见明显受限；f.动脉期示HAE未见明显强化；g.门静脉期病灶无强化，由于周围肝实质明显强化，病灶边界显示清晰；h.延迟期病灶仍无强化；i.肝胆期病灶呈现低信号

【手术结果】

手术名称　右半肝切除术+左内叶切除术+人造血管移植术。术中见右半肝、尾状叶、部分左叶内侧段被病灶浸润。

大体标本　病灶为灰黄色，质地硬，中央有液化腔，大小约8.2cm×5.5cm×3.2cm。

病理诊断　肝泡状棘球蚴，周围纤维组织轻度增生，嗜酸性粒细胞、浆细胞、淋巴细胞浸润。

【诊断要点】

肝泡状棘球蚴病（hepatic alveolar echinococcosis，HAE）的MRI表现具有较高的特异性，其MRI（Gd-BOPTA）表现如下。

平扫　HAE在T₁WI上以低信号为主，在T₂WI上表现为低到中等信号，小囊泡在T₂WI上呈稍高信号，是其特征表现；病灶内可发生液化坏死，在T₂WI上呈高信号，表现为"熔岩征"或"地图征"；在DWI上，病灶实性部分表现为中低信号为主的混杂信号，边缘可见环形高信号带，部分病灶也可不明显。

增强　注射Gd-BOPTA后，病灶本身不强化，部分病灶表现为边缘环形强化；门静脉期由于正常肝实质的明显强化，病灶的边界往往显示更加清晰；延迟扫描病灶仍无强化；肝胆期HAE病灶不摄取对比剂，但周围正常肝细胞摄取对比剂信号增高，能够清晰显示病灶的边界。

【病案点评】

该病例为青年男性，因"体检发现肝占位"入院，患者有疫区居住史和牛羊饲养史。手术后病理明确诊断为肝泡型包虫病。其MRI影像表现较为典型，在T_2WI上可见"囊泡征""溶洞征"等特征性影像表现。

泡型包虫病是一种少见的人畜共患寄生虫病，其病因是多房棘球绦虫的幼虫感染人体。病灶呈缓慢的浸润性生长，可致命。早期多无临床症状，患者感到不适前来就诊时多属晚期。HAE由数量巨大的小囊泡聚集而成，囊泡的角皮层发育不完整，以外殖芽生方式向周围浸润，病灶边缘纤维结缔组织增生，有较多炎性细胞浸润，无纤维包膜，形似恶性肿瘤对组织的浸润。

HAE早期临床症状轻微，其诊断主要依靠影像学检查：①超声是筛选HAE的首选检查，能够发现肝内的病灶，但诊断缺乏一定的特异性。②CT/MRI是诊断HAE的主要手段。HAE在T_1WI上以低信号为主，在T_2WI上表现为低到中等信号，小囊泡在T_2WI上呈稍高信号，在MRCP上显示最为清晰，病灶内可发生液化坏死，T_2WI上呈高信号，表现为"熔岩征"或"地图征"；在DWI上，病灶实性部分表现为中低信号为主的混杂信号，边缘可见环形高信号带。MRI增强扫描病灶本身不强化，边缘可表现为环形强化；肝胆期病灶本身不摄取对比剂，对疾病的诊断价值不大，但肝胆期肝实质摄取对比剂信号增高，与病灶间形成鲜明对比，此时肝内血管呈低信号，胆管内有对比剂进入呈明显高信号，不失为一种评价病灶与血管、胆管关系的有效方法，而且肝胆期时间窗很宽，一次信号采集不成功可重复进行，因此肝胆期扫描对HAE仍有一定的临床价值。

（刘文亚　蒋　奕　古力娜）

第二章 | 肝恶性病变

第一节　肝细胞癌

病例 1　右肝肝细胞癌

【病例介绍】

　　患者男，67岁。因"发现右肝占位1周余"入院。患者纳差20年，加重1周，既往有乙型肝炎、丙型肝炎病史。实验室检查：乙型肝炎表面抗原（－），AFP、CEA、CA125均为阴性。

【影像技术】

　　注射方式：经外周静脉注射Gd-BOPTA，剂量0.1mmol/kg，速率2ml/s；动脉期（注药后15～40秒）、门静脉期（60秒）及延迟期（3～5分钟）扫描，序列VIBE：TR 3.92ms，TE 1.9ms，层厚2.0mm，FoV 415mm，体素大小1.2mm×1.2mm×2.0mm，翻转角9.0 deg，带宽440Hz/Px。

【MRI 表现】

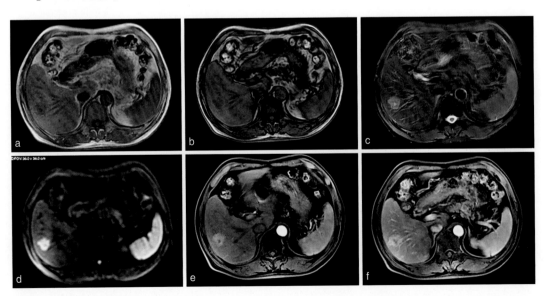

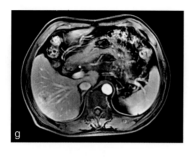

图2-1-1　右肝肝细胞癌
a.同相位；b.反相位T_1WI示T_1信号稍低；c.T_2WI示病灶T_2信号稍高；d.DWI示HCC弥散受限；e.动脉期示HCC明显强化；f.门静脉期；g.延迟期示病灶强化减弱，强化程度稍高于肝实质

【手术结果】

手术名称　肝肿瘤切除术。术中所见：肝质韧，腹水无，肿瘤位于第Ⅵ段，大小约2cm×2.5cm，无包膜，无侵犯血管，无胆癌栓，无门脉癌栓。

大体标本　肝组织9cm×8cm×6cm，切面结节2.5cm×2cm×2cm，灰白质硬，与周围界限清。

病理诊断　肝细胞癌Ⅱ级。

【诊断要点】

肝细胞癌（hepatocellular carcinoma，HCC）的MRI表现具有较高的特异性，其MRI（Gd-BOPTA）表现如下。

平扫　HCC在T_1WI呈等或稍低信号，也有少部分在T_1WI上呈轻微高信号，在T_2WI上，HCC呈中等高信号，内部信号不均匀。

增强　注射Gd-BOPTA后，动脉期迅速明显强化，门静脉期、延迟期病灶强化较动脉期减弱。HCC在肝胆特异期主要表现为低信号。

【病案点评】

该病例为中老年男性，因"右肝占位"入院，术后病理诊断为肝细胞癌，其MRI影像表现较为典型。

HCC是一种最常见的肝原发恶性肿瘤，其发生与多种因素相关，目前已证实的相关因素包括黄曲霉素、慢性肝炎、肝硬化、酒精性肝病等，血清AFP水平有助于诊断。临床表现以右上腹疼痛或不适、腹胀、食欲不振、消瘦、乏力、右上腹肿块等最为常见。病理学上分三型：巨块型、结节型及弥漫型。原发性肝癌主要由肝动脉供血，且大多数为血管丰富的肿瘤。肿瘤一般呈膨胀性生长，压迫周围肝实质，导致纤维组织增生形成假包膜，肿瘤容易侵犯门静脉、肝静脉形成血管内癌栓，或侵犯胆管引起阻塞性黄疸。

HCC由于临床表现有时不典型，其诊断主要依靠影像学检查：①超声是筛选HCC的首选检查，病灶与邻近肝实质相比可呈高回声或低回声。②CT/MRI是诊断HCC的主要手段。HCC的典型CT表现为动脉期快速、明显强化，门脉期及延迟期病灶强化呈消退特征。MRI动脉期、门静脉期及延迟期强化表现与CT类似。在肝胆特异期呈低信号表现,肝胆期图像可明显提高HCC的诊断准确率,并可与其他富血供肝病变进行更准确的鉴别诊断。若门静脉、肝静脉扩张,内见软组织信号肿块,提示门静脉、肝静脉内癌栓形成。

综上所述,影像学检查对于HCC的诊断至关重要,联合CT和MRI(Gd-BOPTA)检查有助于明确诊断。

(梁宗辉 吴 霜)

病例2 早期肝细胞癌

【病例介绍】

患者女,64岁。因"发现肝硬化、AFP升高"入院。患者一般情况可,既往乙型肝炎病史10年余。实验室检查:AFP 12.03U/ml(参考值1.09~8.04U/ml),HBs-Ag(+)、HBc-Ab(+)、CEA、CA125、CA199均为阴性。

【影像技术】

注射方式:经外周静脉注射Gd-BOPTA,剂量0.1mmol/kg,速率2ml/s;动脉期(注药后15~40秒)、门静脉期(60秒)及延迟期(3~5分钟)、肝胆期(120分钟)扫描,序列VIBE:TR 4.50ms,TE 2.11ms,层厚3.0mm,FoV 400mm,体素大小1.4mm×1.4mm×3.0mm,翻转角10.0deg,带宽350Hz/Px。

【MRI表现】

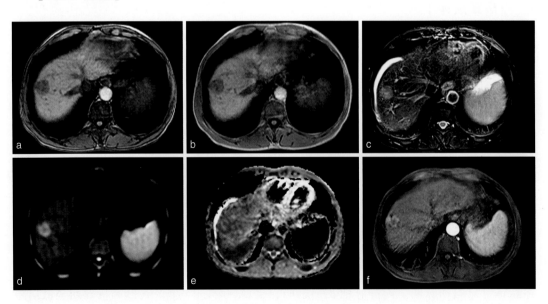

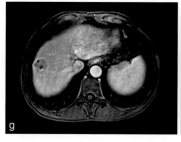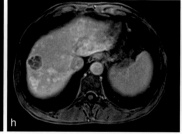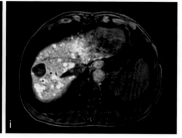

图2-1-2　肝Ⅷ段小肝癌

a.同相位；b.反相位T₁WI示病灶呈不均匀低信号；c.T₂WI示病灶呈不均匀高信号；d.DWI；e.ADC示病灶
呈明显扩散受限表现；f.动脉期；g.门静脉期；h.延迟期示病灶呈流出型强化方式，并见假包膜征；i.肝
胆期示病灶呈低信号，同时可见背景肝内多发FNH样结节

【手术结果】

手术名称　肝Ⅷ段切除术。术中所见：肝形态失常，肝表面呈大小不等结节状。行
B超探查，肝Ⅷ段探及一大小约2.5cm×2.0cm，强回声病灶，包膜完整。

大体标本　肝Ⅷ段病灶大小约2.5cm×2cm，实性，质韧、呈鱼肉样。

病理诊断　中分化肝细胞性肝癌，微血管侵犯（microvascular invasion，MVI）评
级：M0，即未发现MVI。

【诊断要点】

肝胆特异性对比剂Gd-BOPTA对小肝癌具有较高的特异性及检出率，其MRI表现
如下。

平扫　肝硬化背景下，肝癌结节T₁WI呈等或稍低信号，T₂WI呈等或稍高信号，扩散
加权成像（DWI）呈明显扩散受限表现。

增强　注射Gd-BOPTA后，动态增强扫描肝癌结节呈流出型强化方式，肝胆特异期
无对比剂摄取征象。

【病案点评】

该病例为老年女性，因"发现肝硬化、AFP升高"入院，术后病理诊断为中分化肝
细胞性肝癌。本例小肝癌MRI影像表现较为典型，表现为肝硬化背景下，结节状T₁WI呈
稍低信号，T₂WI呈稍高信号的病灶，扩散加权成像呈明显扩散受限，动态增强扫描呈流
出型强化方式，尤其是肝胆期可见病灶无摄取Gd-BOPTA而呈低信号。

我国是肝癌的高发国家，许多肝癌患者在早期甚至中期都没有明显症状，到院就诊
时往往已是晚期，以至于错过了最佳治疗时期。早期诊断对于提高肝细胞性肝癌患者疗
效及生存率极为关键。Gd-BOPTA是一种肝胆特异性MRI对比剂，能被正常肝细胞膜上
有机阴离子转运多肽8（organic anion transporting polypeptide 8，OATP8）所摄取，有助
于提高肝脏局灶性病变的检出及定性诊断能力。肝硬化结节的多步演变过程中，肝细胞

的形态及其细胞膜OATP8表达水平、周围血管结构等会发生变化，从而影响病灶的强化模式及信号特点，这是鉴别不同阶段肝硬化结节及早期诊断小肝癌的生物学基础。肝细胞性肝癌典型的动态增强扫描表现为流出型强化方式，但部分小肝癌的动脉新生血管尚未完全形成，门静脉供血少，不能表现出这种典型征象而易被漏诊。利用肝胆特异期小肝癌不摄取Gd-BOPTA而呈相对低信号的特点，为乏血供小肝癌的诊断提供补充依据。

总之，Gd-BOPTA能同时提供小肝癌的血供及代谢方面信息，从而提高小肝癌的检出及诊断率。

（吴昆华　赵　英　张宏江）

病例 3　肝右后叶肝细胞癌

【病例介绍】

患者男，58岁。因"腹胀1个月余"入院。既往有乙型肝炎病史。实验室检查：ALT 177U/L，AST 156U/L，总胆红素31.3μmol/L，乙型肝炎抗原阳性，AFP＞1000ng/ml。

【影像技术】

注射方式：经外周静脉注射Gd-BOPTA，剂量 0.1mmol/kg，速率 2ml/s；动脉期（注药后15～40秒）、门静脉期（60秒）及延迟期（3～5分钟）、肝胆期（90分钟）扫描，序列VIBE：TR 3.92ms，TE 1.9ms，层厚 2.0mm，FoV 415mm×332mm，体素大小 1.2mm×1.2mm×2.0mm，翻转角 9.0deg，带宽 440Hz/Px。

【MRI 表现】

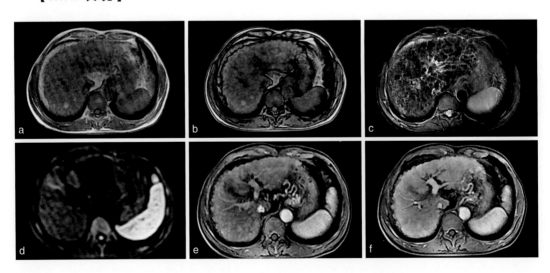

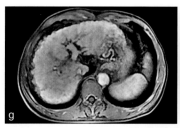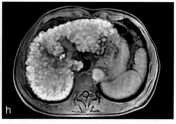

图2-1-3　肝硬化伴再生结节、肝右后叶肝细胞癌

a.同相位；b.反相位T_1WI示T_1信号呈高信号；c.T_2WI示病灶T_2信号稍高；d.DWI示HCC弥散轻度受限；e.动脉期示HCC明显强化；f.门静脉期；g.延迟期示强化减弱，强化程度稍高于肝实质；h.肝胆期示HCC信号低于肝实质

【手术结果】

手术名称　肝穿刺。

病理诊断　肝细胞癌。

【诊断要点】

HCC的MRI表现具有较高的特异性，其MRI（Gd-BOPTA）表现如下。

平扫　HCC在T_1WI呈等或稍低信号，也有少部分在T_1WI上呈轻微高信号，在T_2WI上，HCC呈中等高信号。

增强　注射Gd-BOPTA后，动脉期迅速明显强化，门静脉期、延迟期病灶强化较动脉期减弱。HCC在肝胆特异期主要表现为低信号。

【病案点评】

该病例为中老年男性，因"腹胀1个月余"入院，病理诊断为肝细胞癌，其MRI表现较为典型，动脉期强化，肝胆期呈低信号。

临床研究结果表明，肝细胞癌与肝硬化基础密切相关，大部分肝癌经历再生结节、低级不典型增生结节、高级不典型增生结节、小肝癌到典型肝癌的一系列演变过程。

影像学检查尤其是MRI对于判断肝硬化结节的恶变趋势有重要价值。恶变的肝硬化结节以长T_1、长T_2信号为主，部分病灶发生脂肪变性可呈短T_1、长T_2信号，T_2WI对于判断是否发生癌变有较高价值，T_2WI信号增高，或T_2WI低信号病灶内出现"结节中结节"征象，血供由门静脉供血为主转变为肝动脉供血为主，病灶内出现动脉期强化结节，扫描多出现典型的"快进快出"强化模式。DWI呈高信号或部分高信号有助于诊断。

（梁宗辉　吴　霜）

■ 病例4　肝右前叶小肝癌 ■

【病例介绍】

患者女，50岁。因"右上腹腹胀4$^+$个月"入院。患者一般情况可，自述10$^+$年前曾患甲型肝炎（具体诊治过程不详），查体无特殊发现。实验室检查：AFP 9.17ng/ml（参考值＜8ng/ml），HBV-DNA 2.22×10^{5}IU/m1（参考值＜1000IU/ml），ALT 42U/L（参考值＜40U/L），AST 41U/L（参考值＜35U/L），血红蛋白165g/L（参考值115~150g/L），CEA、CA199、CA125、CA724阴性。

【影像技术】

注射方式：经外周静脉注射Gd-BOPTA，剂量0.1mmol/kg，速率2ml/s；动脉期（注药后15~40秒）、门静脉期（60秒）及延迟期（3~5分钟）、肝胆期（90分钟）扫描，序列VIBE：TR 3.92ms，TE 1.9ms，层厚2.0mm，FoV 415mm×332mm，体素大小1.2mm×1.2mm×2.0mm，翻转角9.0deg，带宽440Hz/Px。

【MRI表现】

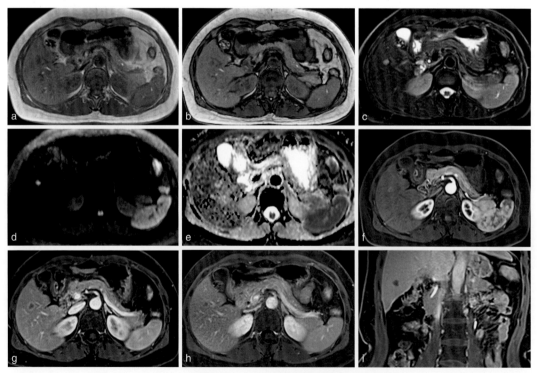

图2-1-4　肝右前叶小肝癌

病灶大小约1.0cm×0.9cm。a.同相位；b.反相位T$_1$WI示HCC呈稍低信号，反相位上信号较同相位稍低；c.T$_2$WI示HCC呈长T$_2$信号影；d.DWI；e.ADC示小肝癌（sHCC）弥散受限；f.动脉期示病灶明显不均匀强化；g.门静脉期；h.延迟期示强化减弱，边缘仍可见环形强化；i.肝胆期示病灶信号明显低于肝实质（不摄取Gd-BOPTA），同时可见胆总管内造影剂填充

【手术结果】

临床诊断　肝细胞癌。

手术过程　经皮肝癌射频消融术，经超声引导，插入射频针，行2次射频消融，术后经超声造影确定无病灶残留。19个月后，射频消融区域肿瘤复发，行腹腔镜下右肝部分切除术。术中见肝右前叶下段直径约3cm的包块，包膜完整。术后病理示肝细胞癌。

【诊断要点】

平扫　在化学位移成像反相位中，小肝癌T_1信号降低是较具特异性的表现之一，主要与其细胞内脂肪变性有关；T_2WI上多数病灶呈高信号，少数情况如结节内出血、铁沉积时T_2信号降低；DWI弥散受限。

Gd-BOPTA增强　动脉期明显强化，门静脉期强化程度迅速减低，延迟期假包膜强化呈高信号，多数呈典型的"快进快出"，少数不典型强化的HCC，可增加肝胆期图像（多呈低信号），有助于诊断与鉴别诊断。

【病案点评】

该典型病例为中年女性，临床诊断为小肝癌（通常指直径≤3cm）。肝细胞癌是世界上最常见的恶性肿瘤之一，对肝癌的早期诊断，亦即sHCC的诊断并及时治疗是延长肝癌患者生存期的关键。目前以射频消融术等为代表的介入疗法在sHCC治疗上已经取得了较好的疗效，其5年生存率与手术无明显差别，使之成为当前非手术治疗的主要方法。因此，及时准确地对小肝癌患者做出准确诊断至关重要。

肝癌的发生非常复杂，为多步骤演变的过程，即低级不典型增生结节（LGDN）、高级不典型增生结节（HGDN），早期HCC到进展期HCC。HCC的发展过程中：①结节体积逐渐增大；②肝细胞的异型性逐渐显著；③肿瘤新生动脉增多；④代谢物质改变，可见脂肪变性、铁/铜沉积等；⑤细胞功能改变，肝细胞膜上OATP1B3（OATP8）表达逐渐减少，对Gd-BOPTA的摄取减少，肝胆期信号降低。

肝硬化背景下高风险结节的判定，参照美国肝病研究学会（AASLD）标准，为结节典型强化方式，MRI动态增强诊断效能优于对比增强超声和多排螺旋CT，具有中度敏感性和高度特异性。采用肝胆特异性造影剂扫描，肝胆期小肝癌检出率由65%提高至87%。

最后，对肝癌高危因素患者肝内乏血供小结节的随访，建议采用Gd-BOPTA行常规动态增强扫描及肝胆特异期扫描，以提高病灶检出率及对病灶定性诊断的准确性。

（宋　彬　伍　兵　李　谋）

病例5 肝Ⅵ段小肝癌伴微血管侵犯

【病例介绍】

患者男，48岁。因"发现乙型肝炎20余年，AFP升高2个月"入院。患者一般情况尚可，轻度贫血貌，查体脾肋下约5cm，质软。既往胃镜示：食管胃底静脉曲张；超声示：肝硬化，门静增宽，脐静脉开放；脾大（中度），脾静脉增宽；肝前微量积液。2个月前患者门诊复查发现AFP升高，患者未予以重视，入院前4天，复查AFP较前进一步升高，患者为进一步诊治，来院就诊，门诊以"乙型肝炎后肝硬化失代偿期"收住。

辅助检查：AFP 19.3U/ml（升高），铁蛋白 13.8ng/ml（降低），CEA、CA199、CA724均为阴性。

【影像技术】

注射方式：经外周静脉注射Gd-BOPTA，剂量0.1mmol/kg，速率1.5ml/s；动脉期（注药后15秒）、门静脉期（50秒）及延迟期（3～5分钟）、肝胆期（90～120分钟）扫描，序列VIBE：TR 4.15ms，TE 2.01ms，层厚3.0mm，FoV 380mm×309mm，体素大小1.2mm×1.2mm×3.0mm，翻转角9.0deg，带宽400Hz/Px。

【MRI表现】

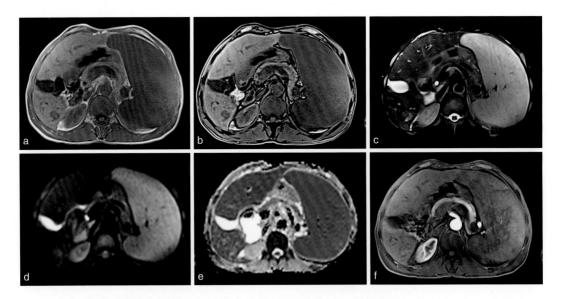

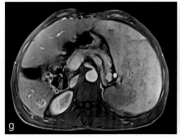 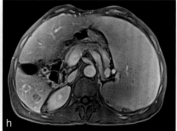 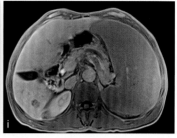

图2-1-5　肝Ⅵ段sHCC伴MVI

病灶大小约1.8cm×1.3cm。a.同相位；b.反相位T₁WI示sHCC T₁信号稍低，中央见稍高信号，边界欠光整；c.T₂WI示病灶T₂信号稍高，边界欠光整；d.DWI；e.ADC示病灶弥散未见明显受限；f.动脉期示病灶可见强化；g.门静脉期；h.延迟期示强化廓清，周围见不完整强化包膜；i.肝胆期示病灶信号稍低于肝实质，同时可见胆总管内造影剂（Gd-BOPTA）填充

【手术结果】

手术名称　肝癌切除术。术中所见：肝右叶触之无肿块，借助术中超声明确病变位置。

大体标本　肝组织块大小约11.5cm×7cm×2cm，切面为灰白、灰红区，实性，质软。

病理诊断　小肝细胞癌，瘤周有包膜，包膜内见小血管癌栓。

【诊断要点】

sHCC的MRI表现具有较高的特异性，其MRI（Gd-BOPTA）表现如下。

平扫　通常sHCC直径小于3cm，表现为长T₁、稍长T₂信号，弥散受限，部分病灶边缘可见低信号包膜，当瘤体边缘不光滑时较易发生微血管侵犯（MVI）。

增强　注射Gd-BOPTA后，动脉期病灶迅速明显强化，门静脉期或延迟期对比剂廓清，肝胆期呈低信号。对于存在纤维包膜的病灶，包膜局部不完整可能是存在MVI的标志。

DKI及IVIM　扩散峰度成像（diffusion kurtosis imaging，DKI）中扩散峰度值（Mean kurtosis，MK）可以在扩散参数的诊断性能方面产生更好的预测准确性，并且与传统的ADC值相比，可以反映肿瘤微观结构的复杂性，是预测MVI更可靠的标志物。

体素内不相干运动（intravoxel incoherent motion，IVIM）成像的多b值DWI图像，能够实现微循环血流灌注以及水分子扩散的分离，从而更加准确地反映水分子的扩散运动。包括灌注分数（PF或f）、伪扩散（D*或Dp）、扩散系数（D）。其中f为微循环灌注效应占总体扩散效应的容积率；D为真性扩散系数，代表纯水分子的扩散；D*为假性扩散系数，代表微循环灌注。通过测量肿瘤及其周围组织灌注及扩散情况的参数，有希望更加准确地定量评估MVI。

【病案点评】

该病例为中年男性，慢性乙型肝炎、肝硬化病史，AFP升高，术后病理诊断为sHCC伴MVI。其MRI影像表现较为典型："快进快出"、肝胆期低信号、强化包膜。

微血管侵犯（MVI）即显微镜可见癌细胞巢团位于癌旁肝组织内皮细胞衬覆的血管腔内，如中央静脉、门静脉分支等的微小静脉内。MVI被广泛认为是肝切除和肝移植后预后不良的有力预测因素。目前MVI只能通过"金标准"病理组织学确诊。常规影像学检查方法和血清学指标在微血管侵犯的检测中，敏感度及特异度均较低，充分利用MRI功能成像技术可为临床早期诊断、合理采用手术或其他治疗方式提供可靠的定量评价指标。

目前，利用MRI成像技术预测MVI的研究结果：肿瘤大小、瘤体边缘不光滑、动脉期瘤周不规则强化及包膜局部不完整等可以预测MVI的存在。而病例出现了病灶边界不光整，强化包膜不完整。DKI、IVIM等功能成像技术相比传统扩散加权成像能够更全面、准确地预测MVI。

总之，MRI特异性增强扫描及功能成像技术的应用对MVI的评估具有重要参考价值，如果术前能够对其做出预测和评估，对于临床治疗方式的选择及患者预后的评估具有重要价值。

（雷军强　黎金葵　南　江）

病例 6　肝顶小肝癌

【病例介绍】

患者女，49岁。因"发现肝占位15天"入院。患者慢性乙型肝炎病史20余年。实验室检查：AFP 211ng/ml（参考值＜7ng/ml）。

【影像技术】

注射方式：经外周静脉注射Gd-BOPTA，剂量0.1mmol/kg，速率2ml/s；动脉早期（注药后15～40秒）、动脉晚期（60秒）、门静脉期（75～80秒）及延迟期（3～5分钟）、肝胆期（60～120分钟）扫描，序列VIBE：TR 3.76ms，TE 1.23ms，层厚3.0mm，FoV 400mm，体素大小0.7mm×0.7mm×3.0mm，翻转角10.0deg，带宽1090Hz/Px。DKI、IVIM：TR 2300ms，TE 56.0ms，层厚4mm，FoV 380mm，体素大小1.5mm×1.5mm×4.0mm，带宽2442Hz/Px，DKI b值为0s/mm^2、1000s/mm^2、1500s/mm^2、2000s/mm^2，IVIM b值为0s/mm^2、10s/mm^2、20s/mm^2、30s/mm^2、50s/mm^2、70s/mm^2、100s/mm^2、200s/mm^2、300s/mm^2、500s/mm^2、800s/mm^2。

【MRI 表现】

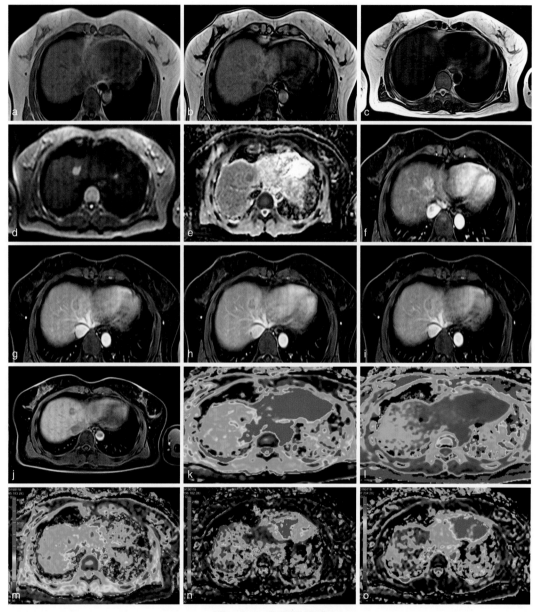

图2-1-6 肝顶小肝癌

病灶大小约1.5cm×1.7cm。a.同相位；b.反相位T_1WI示病灶在同反相位上均呈低信号，边界清楚；c.T_2WI示病灶呈稍高信号；d.DWI；e.ADC示病灶可见扩散受限；f.动脉早期示病灶明显强化；g.动脉晚期；h.门静脉期及i.延迟期示病灶强化程度减低，可见假包膜强化；j.肝胆期示病灶呈明显低信号；k.DKI-MD；l.DKI-MK图示病灶平均扩散系数MD值、平均扩散峰度MK值均减低；m.IVIM-D；n.IVIM-D*；o.IVIM-f示病灶扩散系数D值、假性扩散系数D*、灌注分数f值均减低

【手术结果】

手术名称 肝部分切除术。术中所见：肝形态尚可。

大体标本　部分灰褐色肝组织，大小约5.2cm×5cm×3.6cm，切面可见一灰黄结节，大小约1.5cm×1.8cm，有包膜，较完整，结节实性质中，其余切面灰红实性质中。

病理诊断　小肝细胞癌，中分化；MVI=0，即未发现微血管侵犯。

【诊断要点】及【病案点评】

详见本节病例8。

（沈　文　季　倩　程　悦　李　清）

病例7　肝右叶小肝癌

【病例介绍】

患者男，55岁。因"发现肝右叶占位1个月"入院。患者慢性乙型肝炎肝硬化病史5年。实验室检查：AFP 27ng/ml（参考值＜7ng/ml）。

【影像技术】

注射方式：经外周静脉注射Gd-BOPTA，剂量 0.1mmol/kg，速率 2ml/s；动脉早期（注药后15～40秒）、动脉晚期（60秒）、门静脉期（75～80秒）及延迟期（3～5分钟）、肝胆期（60～120分钟）扫描，序列VIBE：TR 3.76ms，TE 1.23ms，层厚3.0mm，FoV 400mm，体素大小 0.7mm×0.7mm×3.0mm，翻转角 10.0deg，带宽1090Hz/Px。DKI、IVIM：TR 2300ms，TE 56.0ms，层厚4mm，FoV 380mm，体素大小 1.5mm×1.5mm×4.0mm，带宽 2442 Hz/Px，DKI b值为0s/mm^2、1000s/mm^2、1500s/mm^2、2000s/mm^2，IVIM b值为0s/mm^2、10s/mm^2、20s/mm^2、30s/mm^2、50s/mm^2、70s/mm^2、100s/mm^2、200s/mm^2、300s/mm^2、500s/mm^2、800s/mm^2。

【MRI 表现】

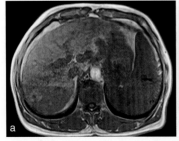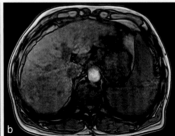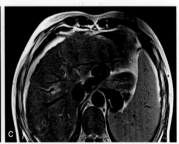

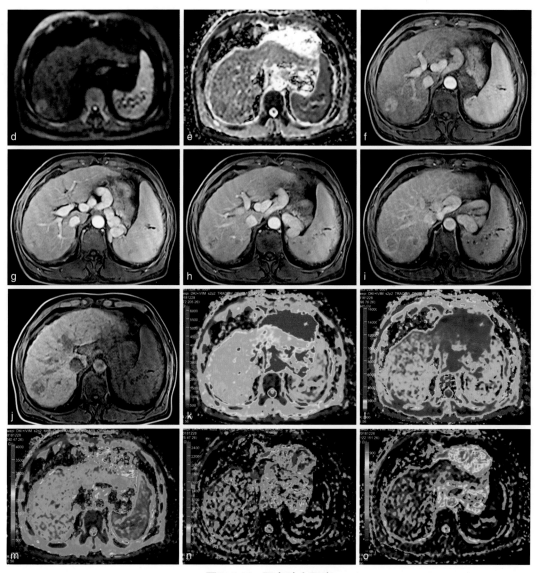

图2-1-7 肝右叶小肝癌

病灶大小约2.7cm×2.2cm。a.同相位；b.反相位T₁WI示病灶在同反相位上呈混杂高信号影；c.T₂WI示病灶呈混杂稍高信号；d.DWI；e.ADC示病灶可见扩散受限；f.动脉早期示病灶呈明显不均匀强化；g.动脉晚期；h.门静脉期和i.延迟期示病灶可见强化程度减低，门静脉期及延迟期可见假包膜强化；j.肝胆期示病灶呈明显低信号；k.DKI-MD；l.DKI-MK示病灶局部平均扩散系数MD值减低，平均扩散峰度MK值未见明显变化；m.IVIM-D；n.IVIM-D*；o.IVIM-f示病灶局部扩散系数D值、假性扩散系数D*未见明显变化，灌注分数f值减低

【手术结果】

手术名称 肝部分切除术。术中所见：肝表面欠光滑，布满结节，脾静脉增粗纤曲，脾大。

大体标本 部分肝组织，大小约5.6cm×5.8cm×4cm，被膜紫褐，切面可见一灰黄结节，界清，大小约2.2cm×2.6cm，有包膜，较完整，结节切面灰黄紫褐实性，质中，其余切面灰红实性质中。

病理诊断 小肝细胞癌，低分化；MVI为M0，即未发现微血管侵犯。

【诊断要点】及【病案点评】

详见本节病例8。

（沈 文 季 倩 程 悦 李 清）

病例8 肝右后叶小肝癌

【病例介绍】

患者男，60岁。因"发现肝右后叶占位5天"入院。患者慢性乙型肝炎肝硬化病史5年。实验室检查：AFP 368ng/ml（参考值＜7ng/ml）。

【影像技术】

注射方式：经外周静脉注射Gd-BOPTA，剂量0.1mmol/kg，速率2ml/s；动脉早期（注药后15～40秒）、动脉晚期（60秒）、门静脉期（75～80秒）及延迟期（3～5分钟）、肝胆期（60～120分钟）扫描，序列VIBE：TR 3.76ms，TE 1.23ms，层厚3.0mm，FoV 400mm，体素大小0.7mm×0.7mm×3.0mm，翻转角10.0deg，带宽1090Hz/Px。DKI、IVIM：TR 2300ms，TE 56.0ms，层厚4mm，FoV 380mm，体素大小1.5mm×1.5mm×4.0mm，带宽2442Hz/Px，DKI b值为0s/mm^2、1000s/mm^2、1500s/mm^2、2000s/mm^2，IVIM b值为0s/mm^2、10s/mm^2、20s/mm^2、30s/mm^2、50s/mm^2、70s/mm^2、100s/mm^2、200s/mm^2、300s/mm^2、500s/mm^2、800s/mm^2。

【MRI表现】

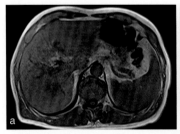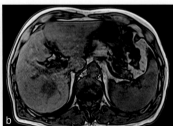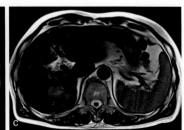

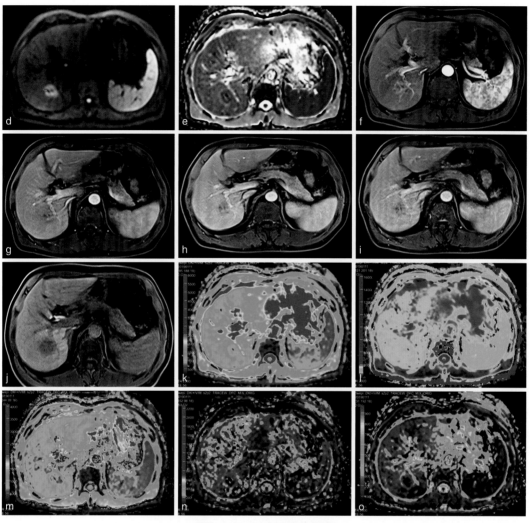

图2-1-8　肝右后叶小肝癌

病灶大小约2.5cm×2.1cm。a.同相位；b.反相位T_1WI示病灶在同反相位上均呈低信号影，病变边界模糊；c.T_2WI示病灶呈稍高信号影，边缘可见纤曲血管流空影；d.DWI；e.ADC示病灶可见扩散受限；f.动脉早期示病灶呈明显不均匀强化，边缘可见增粗纤曲供血动脉；g.动脉晚期；h.门静脉期及i.延迟期示病灶强化程度明显减低，未见明确的假包膜；j.肝胆期示病灶呈低信号，边界模糊；k.DKI-MD；l.DKI-MK图示病灶平均扩散系数MD值略减低，平均扩散峰度MK值稍增高；m.IVIM-D；n.IVIM-D*；o.IVIM-f示病灶扩散系数D值未见明显变化，病灶假性扩散系数D*、灌注分数f值减低

【手术结果】

　　手术名称　肝部分切除术。术中见肝形态尚可，肝固有动脉及肝右动脉增粗。

　　大体标本　部分肝组织呈灰褐色，大小约6cm×5.6cm×4cm，切面可见一灰黄结节，界欠清，大小约2.5cm×2cm，实性质软，其余切面灰黄实性质中。

　　病理诊断　小肝细胞癌，中分化，MVI为M1（低危组），即≤5个MVI，且发生于近癌旁肝组织（<1cm）。

【诊断要点】

sHCC的MRI表现具有较高特异性，其MRI（Gd-BOPTA）表现如下：

平扫 sHCC在T_1WI上呈等或稍低信号，少数在T_1WI上呈稍高信号。在T_2WI上，sHCC呈等信号或稍高信号。

增强 注射Gd-BOPTA后，大部分动脉早期迅速明显强化，动脉晚期、门静脉期及延迟期病灶可见强化廓清。sHCC在肝胆期主要表现为低信号。

【病案点评】

以上病例均为中老年，有肝炎肝硬化病史，因"肝占位"入院，最终诊断为小肝癌。其MRI影像表现较为典型，尤其是肝胆期可见病灶未摄取Gd-BOPTA。

sHCC是指单个病灶直径≤3cm或存在2个病灶，且直径之和≤3cm。小肝癌发病隐匿，患者一般无自觉症状，大多数患者有病毒性肝炎、酒精性肝炎等所致肝硬化的背景，常伴肿瘤标记物AFP阳性。小肝癌主要由肝动脉供血，大多数病例为富血供肿瘤。肿瘤一般呈膨胀性生长，压迫周围肝实质，可导致纤维组织增生包绕肿瘤，形成假包膜。肝癌微血管侵犯表现为镜下的微小静脉癌栓，易引起肝内播散和隐匿性转移，术前难以发现，确诊常需术后病理学检查。文献报道肿瘤边缘形态、动脉期瘤周强化、肝胆期瘤周低信号等是预测肝癌微血管侵犯的重要指征。

sHCC由于临床表现不典型，其诊断主要依靠影像学检查：①超声是筛查sHCC的首选检查，能够检出病变，显示病灶内血流信号，但对于病变的定性缺乏特异性。②CT/MRI是诊断sHCC的主要手段。sHCC的典型CT表现为：动脉期快速、明显强化，门静脉期迅速廓清。MRI动脉期、门静脉期及延迟期强化表现与CT类似，但在肝胆期具有特异性的低信号，肝胆期图像可明显提高sHCC的诊断准确率，并可与其他富血供病变进行更准确的鉴别诊断。③功能磁共振相关检查（DWI、DKI、IVIM）是诊断sHCC的辅助方法，DWI的ADC值、DKI的MD值以及IVIM的D值从不同数学模型构建上反映水分子扩散受限情况。研究表明，sHCC存在一定程度的扩散受限；而DKI的MK值反映水分子扩散的不均质性，IVIM的D*值、f值反映微血管灌注情况，它们在诊断sHCC的价值还有待进一步研究。

综上所述，sHCC临床表现特异性差，联合CT和MRI（Gd-BOPTA）检查有助于明确诊断。

（沈 文 季 倩 程 悦 李 清）

病例9　右肝巨大肝癌

【病例介绍】

患者男，55岁。因"右上腹部疼痛1个月"入院。患者一般情况良好，既往有肝炎病史，查体肝区压痛。实验室检查：AFP 518.32ng/ml（参考值0～7.0ng/ml），CA199 27.93U/ml（参考值＜22 U/ml），血红蛋白120g/L（参考值115～150g/L），谷丙转氨酶178.7U/L（5～40 U/L），谷草转氨酶187.1U/L（10～40 U/L），血糖8.21mmol/L（3.8～6.3 mmol/L），乙型肝炎抗原（+），丙型肝炎抗原、CEA、CA125均为阴性。

【影像技术】

注射方式：经外周静脉注射Gd-BOPTA，剂量0.1mmol/kg，速率2ml/s；动脉期（注药后15～40秒）、门静脉期（60秒）及延迟期（3～5分钟）、肝胆期（40分钟）扫描，序列 mDixon：TR 3.7ms，TE 1.3ms，层厚4.0mm，FoV 400mm，翻转角10deg，WFS 0.307（pix）/BW 1413.2（Hz）。

【MRI 表现】

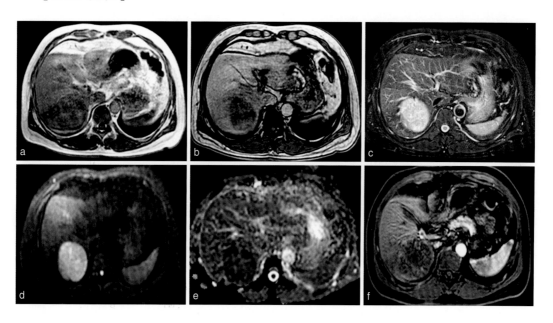

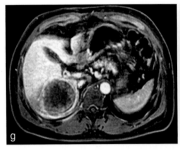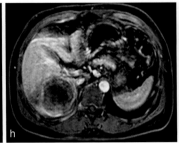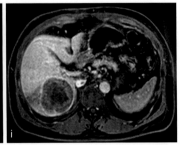

图2-1-9　右肝巨大肝癌

a.同相位；b.反相位T₁WI示病灶呈低信号；c.T₂WI示病灶呈高信号；d.DWI；e.ADC示肝癌弥散明显受限；f.动脉期示肝癌明显不均匀强化；g.门静脉期；h.延迟期示强化减弱，强化程度低于肝实质；i.肝胆期示肝癌信号低于肝实质，同时可见肝门部胆管内造影剂（Gd-BOPTA）填充

【手术结果】

手术名称　右半肝切除术。术中所见：肝形态失常，右半肝肿块部分突出肝表面，凹凸不平。

大体标本　"右肝病灶"为灰白、灰红区，大小约12.0cm×10.0cm×9.0cm，实性，质中，肝被膜较完整、粗糙，边缘较钝。

病理诊断　肝块状型中分化肝细胞肝癌，伴坏死。

【诊断要点】

巨大型肝癌的MRI表现具有较高的典型性，其MRI（Gd-BOPTA）表现如下。

平扫　巨大型肝癌在T₁WI呈混杂的低信号，在T₂WI上，巨大型肝癌呈稍高信号，DWI呈高信号、ADC呈低信号。

增强　注射Gd-BOPTA后，动脉期不均匀明显强化，门静脉期、延迟期病灶强化程度减弱，巨大型肝癌在肝胆期大部分表现为低信号。

【病案点评】

该病例为男性，因"右上腹部疼痛1个月"入院，MRI检查发现肝癌，术后病理诊断为肝块状型中分化肝细胞肝癌伴坏死。其MRI影像表现可以典型或不典型，但是肝胆期可见病灶不摄取Gd-BOPTA。

巨大型肝癌是恶性肿瘤病变，在肝癌3种类型相对比较多见，与乙型肝炎、肝硬化有关。其诊断主要依靠影像学检查：①典型CT表现为快进快出：动脉期快速、明显的强化，门静脉期迅速下降，延迟期强化减低。MRI动脉期、门静脉期及延迟期强化表现与CT类似。②不典型CT表现为动脉期快速、明显的强化，门静脉期、延迟期强化减低较缓慢时就较难诊断，MRI就较CT更有优势，虽然动脉期明显强化，门静脉期、延迟期强化程度减低缓慢，但在肝胆期具有强化程度进一步减低、境界变清、病灶显示清楚，肝胆期图像可明显提高巨大型肝癌的诊断准确率，并可与巨大型肝病变特别是富血供病变进行更准确的鉴别诊断。

综上所述，巨大型肝癌表现不典型时，MRI检查肝胆期低信号有助于提高诊断准确率，并可观察是否累及主要肝内胆管。

（赖清泉　蔡　驰　王　毅）

病例 10　大肝癌伴出血、坏死

【病例介绍】

患者男，38岁。因"反复上腹部闷胀不适半年、右上腹闷痛1周"入院。患者10年前化验检查示"乙型肝炎病毒携带者"。查体：右上腹触及一包块，大小约10cm×10cm，质偏硬，较固定，表面尚光滑，边界清楚，无压痛。肝区轻度叩击痛，肝、脾下缘未触及。实验室检查：AFP 519.3ng/ml，HBsAg阳性。

【影像技术】

注射方式：经外周静脉注射Gd-BOPTA，剂量 0.1mmol/kg，速率 2ml/s；动脉期（注药后15～40秒）、门静脉期（60秒）及延迟期（3分钟）、肝胆期（90分钟）扫描；平扫序列：T_2WI SPAIR、T_2WI、T_1WI、DWI；增强扫描序列：T_1WI WATS、T_1WI THRIVE TFE，层厚 5.0～6.0mm，FoV 370mm×430mm。

【MRI 表现】

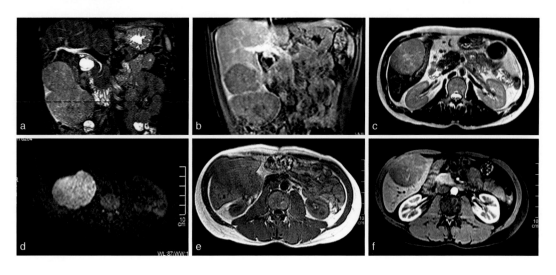

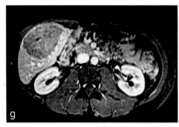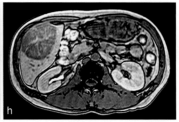

图2-1-10　右肝巨大外生型肝癌

a.冠状面T$_2$WI；b.延迟期增强T$_1$WI示肝右叶外生型肿物，中心可见小片状坏死；c.横断面T$_2$WI示病灶呈高信号，中心小片坏死更高信号；d.DWI示病灶弥散受限呈高信号；e.横断面T$_1$WI；f.Gd-BOPTA增强扫描动脉期示病灶轻度强化；g.门静脉期示强化减弱，病灶边缘可见假包膜；h.肝胆期示病灶呈低信号，中心可见造影剂（Gd-BOPTA）蓄积呈瘢痕状高信号

【手术结果】

手术名称　肝Ⅵ段肝癌根治性切除术。术中所见：右肝Ⅵ段巨大外生型肝癌，大小约6cm×13cm×6cm，包膜完整，少许大网膜粘连于癌肿，门脉无癌栓。腹腔少量淡黄色腹水。

术后病理　右肝原发性肝细胞癌（中分化），巨块型，侵及肝被膜，伴片状坏死；肿块周围脉管内见癌栓。

【诊断要点】

（1）乙型肝炎感染史，AFP明显升高。

（2）肝外生型实质性肿物，境界清楚，信号大部分均匀，中心小片坏死；平扫T$_1$WI呈稍低信号，T$_2$WI上呈稍高信号，中心小片坏死呈高信号。DWI呈明显高信号。

（3）增强注射Gd-BOPTA后，动脉期病灶轻度强化，门静脉期强化较动脉期减弱，可见假包膜；在肝胆特异期病灶大部分区域表现为低信号，中心见瘢痕样高信号，可能为Gd-BOPTA蓄积所致。

【病案点评】

该病例右肝Ⅵ段巨大外生型肝癌，中年男性，有乙型肝炎感染史，AFP明显升高；其MRI影像表现实质性肿物，较为典型，术前可以做出明确诊断。

本例病灶在常规MRI平扫及增强扫描可见小片坏死灶，病理也证实有片状坏死，在肝胆期可见病灶中心出现瘢痕样高信号，并非病灶摄取Gd-BOPTA，而是Gd-BOPTA在坏死区内蓄积所致。

Gd-BOPTA增强扫描肝胆期中出现造影剂蓄积的情况还可见于肝内胆管细胞癌、肝转移瘤以及少数血管瘤等病变，在鉴别诊断时应综合考虑。

（詹阿来）

病例 11　不典型肝癌

【病例介绍】

患者男，45岁。因"发现肝占位性病变两年余"入院。患者一般情况可，既往乙型肝炎病史10年，查体无特殊发现。实验室检查：AFP 226.72ng/ml（参考值1.09～8.04ng/ml），CA125 124U/ml（参考值0～35 U/ml）、HBsAg（＋）、HBeAg（＋）、HBcAb（＋）、HBsAb（－）、HBeAb（－）、HCV（－）及CEA、CA199均为阴性。

【影像技术】

注射方式：经外周静脉注射Gd-BOPTA，剂量0.1mmol/kg，速率2ml/s；动脉期（注药后15～40秒）、门静脉期（60秒）及延迟期（3～5分钟）、肝胆期（120分钟）扫描，序列VIBE：TR 4.50ms，TE 2.11ms，层厚3.0mm，FoV 400mm，体素大小1.4mm×1.4mm×3.0mm，翻转角10.0deg，带宽350Hz/Px。

【MRI 表现】

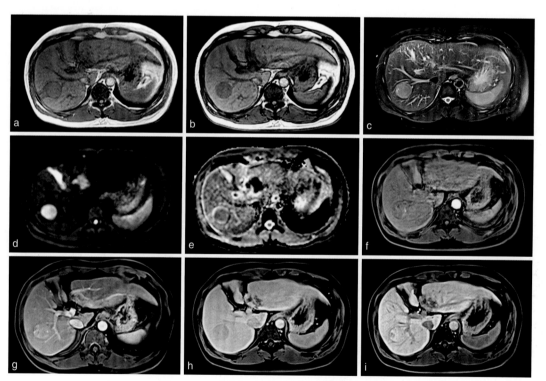

图2-1-11　肝Ⅵ、Ⅶ段交界区肝细胞性肝癌

a.同相位T$_1$WI示病灶呈等信号；b.反相位T$_1$WI示病灶内信号弥漫性减低；c.T$_2$WI示病灶呈信号稍高；d.DWI呈高信号；e.ADC示病灶呈低信号，呈明显扩散受限；f.动脉期；g.门静脉期；h.延迟期示病灶呈流出型强化方式，并见假包膜；i.肝胆期示病灶信号与肝实质相似，边缘见低信号环，同时可见肝门部胆管内造影剂（Gd-BOPTA）填充

【手术结果】

手术名称 肝右叶部分切除术。术中所见：肝形态失常，肝硬化明显，肝表面呈大小不等结节状。肝Ⅵ、Ⅶ段一大小约4cm×3cm包块，质韧、内组织呈鱼肉样。

大体标本 右肝病灶大小约4cm×3cm，实性，质韧、内组织呈鱼肉样。

病理诊断 高分化肝细胞性肝癌。

【诊断要点】

"反常吸收"（paradoxical uptake）即高分化肝细胞性肝癌在肝胆期因肝特异性对比剂的摄取而表现为等或高信号，其特征性MRI表现：①动态增强扫描表现为"快进快出"强化方式；②瘤周出现低信号环；③瘤内出现局部无对比剂摄取区。应与FNH相鉴别，中央瘢痕的出现有利于诊断FNH。

【病案点评】

该病例为乙型肝炎患者，因"发现肝占位性病变两年余"入院，术后病理诊断为高分化肝细胞性肝癌。其MRI影像表现较为特殊，表现为肝胆期肿瘤摄取Gd-BOPTA。

典型肝细胞性肝癌MRI表现为动态增强扫描呈"快进快出"强化方式，而肝胆期因无肝胆特异性对比剂的摄取而呈低信号。文献报道6%～15%的肝细胞性肝癌出现肝胆期摄取肝特异性对比剂的表现为等或高信号，即"反常吸收"。研究认为肝胆期出现"反常吸收"肝细胞肝癌的可能原因：①肿瘤为高分化肝细胞肝癌；②肿瘤高表达有机阴离子转运多肽8（OATP8）。有研究该型肝癌特征性MRI表现及相关的病理机制，"快进快出"强化方式是由于肿瘤血管生成；瘤周低信号环提示瘤周的纤维假包膜；而局灶性无对比剂摄取区可能与肿瘤内局部坏死或肿瘤分化的异质性有关，有研究认为当出现瘤周低信号环及瘤内局灶性摄取缺失区时，诊断肝细胞肝癌的特异性为100%。亦有研究报道与肝胆期无对比剂摄取的肝细胞肝癌相比，肝胆期出现"反常吸收"肝细胞肝癌的肿瘤侵袭性更小，复发率更小，总体生存期更长。

总之，肝胆期出现"反常吸收"肝细胞肝癌少见。当肝硬化背景下的实性肿瘤肝胆期摄取Gd-BOPTA时，如果肿瘤出现流出型强化方式、瘤周低信号环及瘤内局灶性无对比剂摄取时，亦要高度怀疑肝细胞性肝癌的可能性。

（吴昆华　赵　英　张宏江）

病例 12 大肝癌伴网膜、腹膜转移

【病例介绍】

患者男，55岁。有乙型肝炎家族病史。患者发现乙型肝炎15年左右。外院CT扫描提

示：肝硬化，肝癌。未予治疗。

【影像技术】

注射方式：经外周静脉注射Gd-BOPTA，剂量0.1mmol/kg，速率2ml/s，动脉期（注药后15~40秒），门静脉期（60秒），延迟期（5分钟、25分钟），肝胆期（90分钟）扫描。

平扫序列：冠状面：T₂WI，轴位：T₁WI/双回波（3D-T₁WI水相、T₁WI脂相、同相位、反相位）、T₂WI/FS、DWI。增强序列：轴位T₁WI LAVA，冠状面：T₁WI LAVA，层厚5.0~6.0mm，FoV：400mm×420mm。

【MRI 表现】

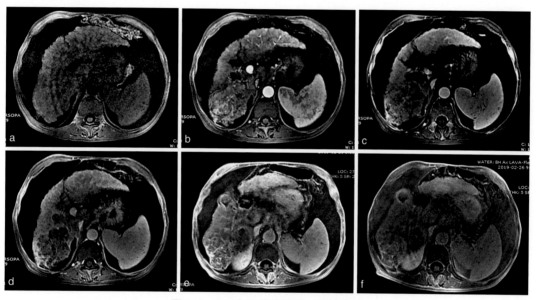

图2-1-12　大肝癌伴网膜、腹膜转移

肝形态较小，肝轮廓不光整。肝右叶后段可见大小约9.8cm×8.6cm×14.1cm的不规则形肿块，其内信号不均，大部呈T₁WI略低信号，邻近肝包膜受累，右肾上极受压变形。门静脉肝右叶分支内可见癌栓。肝胆期病灶呈低信号影。肝包膜下、脾周围及升结肠旁、降结肠旁可见片状液体信号。a.T₁WI；b.动脉期；c.门静脉期；d.延迟期（5分钟）；e.延迟期（25分钟）；f.肝胆期（90分钟）

【手术结果】

未手术，行CT引导下肝占位穿刺活检术。病理结果：细胞较大，浆空、粉染，异型明显，符合肝细胞肝癌。

【诊断要点】

（1）乙型肝炎感染史。

（2）肝体积明显减小，肝实质内信号不均匀，肝硬化改变，大量腹水。肝右叶肿块影，大部分呈T₁WI略低信号，T₂WI略高信号，DWI高信号。

（3）增强注射Gd-BOPTA后，动脉期明显强化，门静脉期病灶强化明显减低，门静脉内可见瘤栓，肝胆期病灶区域为低信号。

【病案点评】

该病例是中年男性，有乙型肝炎家族史15年，肝右叶巨大肿块，MRI影像表现较典型：肝硬化背景，门静脉癌栓，大量腹水，典型肝细胞肝癌强化方式，动态增强扫描呈"快进快出"，而肝胆期无肝胆特异性对比剂摄取呈低信号。据此可以做出明确诊断。

原发性肝癌是最常见的恶性肿瘤，其转移途径如下：

肝内转移 肝癌最早肝内转移，很容易侵犯门静脉及分支形成瘤栓，脱落后在肝内形成多发转移灶；

肝外转移 ①血行转移：以肺转移最多，因肝静脉中瘤栓延至下腔静脉，经右心达肺动脉，在肺内形成转移灶，也可转移至肾上腺、肾及骨等部位；②淋巴转移：局部转移至肝门淋巴结最常见，也可转移至胰、脾、主动脉旁及锁骨上淋巴；③种植转移：少见，偶可种植在腹膜、横膈、胸腔等部位，引起血性腹水、胸水，女性可在卵巢形成较大癌块。

（袁忠爱）

第二节　胆管细胞癌

病例1　肿块型肝门区胆管细胞癌

【病例介绍】

患者女，54岁。因"反复中上腹部隐痛1个月余"入院。患者一般情况可，既往无肝炎病史，查体中上腹压痛，余无特殊发现。实验室检查：CA199 469.38U/ml（参考值0～37U/ml），肝功能、乙型肝炎及丙型肝炎抗原、AFP、CEA、CA125均为阴性。

【影像技术】

注射方式：经外周静脉注射Gd-BOPTA，剂量0.1mmol/kg，速率2ml/s；动脉期（注药后15～40秒）、门静脉期（60秒）及延迟期（3～5分钟）、肝胆期（120分钟）扫描，序列VIBE：TR 4.50ms，TE 2.11ms，层厚3.0mm，FoV 400mm，体素大小1.4mm×1.4mm×3.0mm，翻转角10.0deg，带宽350Hz/Px。

【MRI 表现】

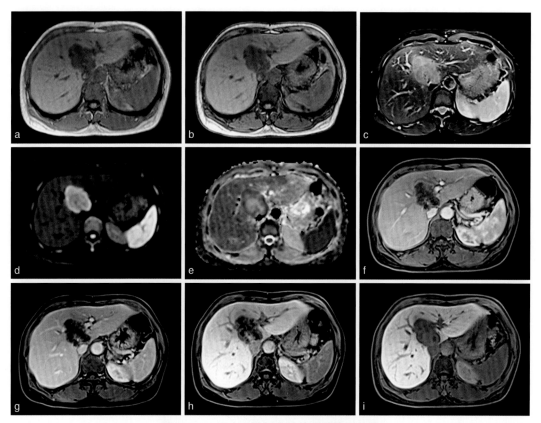

图2-2-1　肝Ⅰ段及Ⅳ段肿块型胆管细胞癌

a.同相位；b.反相位T_1WI示病灶T_1信号稍低，形态不规则；c.T_2WI示病灶T_2信号稍高；d.DWI；e.ADC示病灶周边扩散受限程度较中央明显，即"靶征"；f.动脉期；g.门静脉期；h.延迟期示病灶呈渐进性强化，未见包膜征；i.肝胆期示病灶中央呈稍低信号，边缘呈环状低信号，即"靶征"

【手术结果】

手术名称　肝癌扩大根治术（肝尾状叶+左半肝切除+右肝部分切除术）。术中见肝尾状叶一大小约6cm×3cm的包块，质硬，内组织呈鱼肉样，已侵犯肝中静脉、门静脉左支，与肝后下腔静脉、门静脉、肝右动脉、右肝管紧密相接。肝体积、色泽、质地正常。

大体标本　肝尾状叶一大小约6cm×3cm的包块，质硬，内组织呈鱼肉样。

病理诊断　中-低分化胆管细胞癌。

【诊断要点】

肿块型胆管细胞癌的MRI表现有一定的特征性，其MRI（Gd-BOPTA）表现如下。

平扫　病灶在T_1WI上呈等或稍低信号，在T_2WI上呈等或稍高信号；病灶多引起胆管梗阻，水成像示受阻平面以上扩张胆管呈"软藤状"改变。DWI示病灶中央信号呈稍高信号，周围呈环状高信号，ADC图示病灶中央信号较周边高，即"靶征"。

增强 注射Gd-BOPTA后，动脉期呈周边环状强化，门静脉期及延迟期病灶呈渐进性向心性强化，而病灶周边环状强化逐渐减低。肝胆期主要表现为病灶中央呈稍高信号，周边呈环状低信号，即"靶征"。

【病案点评】

该病例为老年女性，因"反复中上腹部隐痛1个月余"入院，术后病理诊断为肝门部中-低分化胆管细胞癌。其MRI影像表现有一定特征性，尤其是肝胆期可见肿瘤中央区少量Gd-BOPTA蓄积，而肿瘤周边环状无Gd-BOPTA摄取，呈环靶样改变。

胆管细胞癌是发病率仅次于肝细胞癌的肝恶性肿瘤。临床上根据部位分成肝内胆管细胞癌、肝门部胆管细胞癌（Klatskin肿瘤）、肝外胆管细胞癌。肿块型肝门区胆管细胞癌表现为肝门区不规则形或类圆形软组织肿块，边界多不清楚。间接征象包括肝内胆管扩张，多呈"软藤状"扩张，至梗阻部位突然截断，左右肝管不连接，病变段胆管狭窄或闭塞，胆总管无扩张。最常见的强化模式是动脉期呈边缘菲薄、不连续环形强化，门静脉期及延迟期病灶呈渐进性向心性强化，而病灶周边环状强化逐渐减低，肝胆期表现为病灶中央呈稍高信号，周边呈环状低信号，即"靶征"。病理上，在肿瘤的外周主要由大量生长活跃的癌细胞和少量纤维组织构成，血供相对丰富，因无正常肝细胞来摄取Gd-BOPTA，对比剂廓清迅速，而肿瘤中央以纤维成分为主，Gd-BOPTA在纤维间质与血管之间交换缓慢，造成了对比剂的胞外蓄积，这是肝胆期出现"靶征"的基础。同理，因肿瘤周边含大量增生活跃的癌细胞，致水分子扩散受限明显，而中央区含大量纤维成分，水分子扩散受限程度较外周弱，这是扩散加权成像出现"靶征"的基础。

综上所述，肝门部胆管细胞癌MRI表现有一定的特征性，扩散加权成像及肝胆期"靶征"的出现对明确诊断有重要的提示意义。

（吴昆华 赵 英 张宏江）

病例2 肝右后叶上段胆管细胞癌

【病例介绍】

患者男，47岁。因"右上腹疼痛1周"入院。患者入院前一周无明显诱因出现右上腹隐痛症状，进食后明显，为胀痛。食欲食量可，无恶心、呕吐，无腹泻、便秘，无反酸，无黑便、便血等。患者一般情况良好，查体无特殊发现。CEA 8.55μg/L（参考值0～5 μg/L），AFP 67.84μg/L（参考值0～20μg/L），乙型肝炎抗原、乙型肝炎抗体阳性，肝功能及丙型肝炎抗原均为阴性。

【影像技术】

注射方式：经肘静脉注射Gd-BOPTA，剂量0.1mmol/kg，速率2ml/s；动脉期（注药后15～40秒）、门静脉期（60秒）及延迟期（3～5分钟）扫描，序列VIBE：TR 4.75ms，TE 2.39ms，层厚3.0mm，FoV 415mm，体素大小 3.8mm×2.85mm×2.4mm，翻转角 10.0deg，带宽 384Hz/Px。

【MRI 表现】

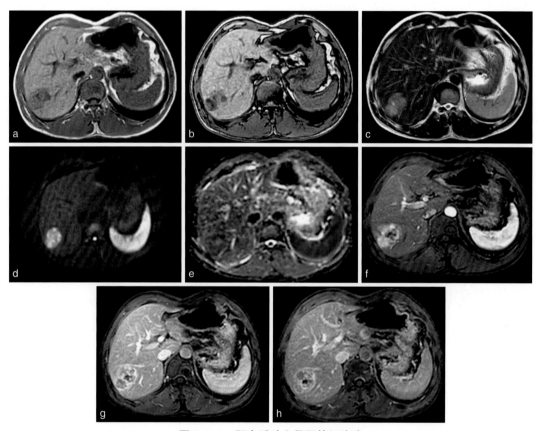

图2-2-2　肝右后叶上段胆管细胞癌

a.同相位；b.反相位T_1WI示肿块T_1信号稍低，中央区T_1信号更低；c.T_2WI示病灶T_2信号稍高，中央区信号更高；d.DWI；e.ADC示肿块周边扩散轻度受限；f.动脉期示病灶明显不均匀强化；g.门静脉期；h.延迟期呈渐进性强化，强化程度类似肝实质

【手术结果】

手术名称　右肝肿瘤切除术。术中所见：腹腔内无腹水，肝暗红色，肿瘤位于肝右后叶上段，大小约5cm×4cm，形状呈不规则形，质地硬，边界欠光滑，余肝无结节，胆囊正常大小，无结石，胆管无增粗，无结石，盆腔及胃肠均未见异常。

大体标本　"右肝肿瘤"肝切除标本一个，大小约8cm×5cm×2cm，切面见肿块，肿块大小约1.5cm×1cm×1cm，切面灰白，实性、质中。

病理诊断 胆管细胞癌。

【诊断要点】

平扫 T_1WI呈稍低信号，T_2WI呈稍高信号。

功能成像 DWI病灶信号稍高，ADC图信号稍低，表示病灶扩散受限。

增强 动脉期病灶强化不明显，门静脉期及延迟期病灶呈渐进性明显不均匀强化，尤其是病灶中央部分。

【病案点评】

该病例为中年男性，因"右上腹疼痛1周"入院，术后病理诊断为胆管细胞癌。其实验室检查及MRI影像表现较为典型，尤其是动态增强强化方式。

肝内胆管细胞癌（intrahepatic cholangiocarcinoma，ICC）系指发生于肝内二级胆管（肝段）及其以下末梢胆管的胆管上皮细胞肿瘤，又称周围型胆管细胞癌（peripheral cholangiocarcinoma）。好发于50～60岁，男性略多于女性，早期很少有临床症状，发现时一般体积较大，发病原因与胆管感染、肝内结石、硬化性胆管炎等密切相关。临床上，可出现胆管阻塞性症状，CEA和（或）CA199升高，早期出现肝门及后腹膜淋巴结转移、腹腔种植转移等。此外，多数不伴乙型肝炎、肝硬化背景，AFP多正常，肝功能受损亦多不明显。

CT平扫病灶均为低密度，边界不清，MRI表现为T_1低信号，T_2较高信号伴中心低信号，动态CT及MRI增强动脉期病灶周边轻度结节状或不完全环形强化，密度/信号低于或等于肝实质，门静脉期为渐进的向心性增强，与明显强化的周围正常肝组织对比明显，延迟期扫描随着时间的延长，病灶逐步强化，高于或等于周围正常肝组织密度/信号。同时，由于胆管细胞癌起源于胆管上皮，因此易导致胆管阻塞和破坏，CT及MRI检查可观察到胆管扩张，而肿瘤沿管壁蔓延、种植，可以导致肿瘤侧甚至远离肿瘤部位的胆管扩张。有文献报道肿块周围出现肝内胆管扩张是诊断胆管癌的重要依据，此征象出现率41%～52%。此外，病灶局部肝包膜可有回缩也是周围型胆管癌较易出现的较特异性伴随征象。

综上所述，肝内胆管细胞癌CT、MRI表现有一定特征，但在诊断中还需结合临床。如影像学检查或临床资料不支持时，最好在B超或CT导向下穿刺活检。

（丁莹莹 王关顺）

病例 3　肝左内叶胆管细胞癌

【病例介绍】

患者女，44岁。因"左乳癌术后2年余，发现左肝转移性肿瘤1周"入院。入院前1周于当地医院行CT发现肝左内叶占位性病变，性质待查。后于我院门诊行MRI示肝左内叶结节，考虑恶性，转移瘤可能。近期无发热、恶心、呕吐、腹痛、黄疸、呕血、便血等症状，自发病以来，患者精神状态良好，体力情况良好，食欲食量正常，睡眠情况良好，体重无明显变化，大便正常，小便正常。

【影像技术】

注射方式：经肘静脉注射Gd-BOPTA，剂量0.1mmol/kg，速率2ml/s；动脉期（注药后15~40秒）、门静脉期（60秒）及延迟期（3~5分钟）、肝胆期（90分钟）扫描，序列VIBE：TR4.75ms，TE2.39ms，层厚3.0mm，FoV415mm，体素大小3.8mm×2.85mm×2.4mm，翻转角10.0deg，带宽384Hz/Px。

【MRI 表现】

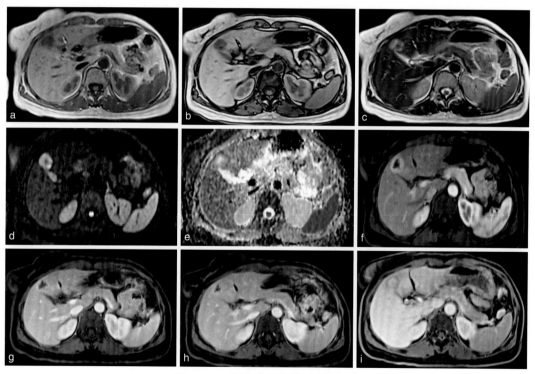

图2-2-3　肝左内叶胆管细胞性肝癌

a.同相位；b.反相位T$_1$WI示肿块T$_1$信号稍低；c.T$_2$WI示病灶T$_2$信号稍高，中央区信号更高；d.DWI；e.ADC示肿块边缘扩散轻度受限；f.动脉期示病灶呈明显不均匀环形强化；g.门静脉期；h.延迟期仍呈环状强化，强化程度类似肝实质；i.肝胆期示病灶中央渐进性强化呈结节状高信号，周围可见环形低信号带，同时可见对比剂（Gd-BOPTA）排泌进入肝门部胆管内

【手术结果】

手术名称 左肝癌切除+胆囊切除。术中所见：腹腔浆膜面未见结节，盆底粗糙有结节感。肝大小形态正常，无肝硬化的表现。肿瘤位于肝左内叶，灰白色，约2.5cm×3.0cm，累及胆囊。

大体标本 "肝肿瘤及胆囊"部分肝切除标本一个，大小约5cm×4cm×3cm，多切面切开局部见灰白结节，灰白结节大小约2cm×2cm×1.5cm，切面灰白实性质稍硬，灰白结节距肝断面2cm另见胆囊，大小约6cm×5cm×2cm，胆囊内有墨绿色液体，胆囊壁薄，厚约0.1~0.3cm。

病理诊断 胆管细胞性肝癌。

【诊断要点】

见本节病例2。

【病案点评】

该病例为中年女性，因"左乳癌术后2年余，发现左肝转移性肿瘤1周"入院，术后病理诊断为胆管细胞癌。其MRI影像表现较为典型，尤其是肝胆期可见病灶中央摄取Gd-BOPTA。

余见本节病例2。

（丁莹莹　王关顺）

病例4　肝左叶包膜下胆管细胞癌

【病例介绍】

患者男，69岁。因"腹部胀痛2个月余"入院。于2个月前无明显诱因出现腹部胀痛，呈进行性加重，伴乏力，食欲下降，进行性消瘦，无发热、恶心、呕吐等不适，否认肝炎病史，查体腹部膨隆，移动性浊音阳性，腹软，上腹部有压痛、无反跳痛，无明显黄疸。实验室检查：CA199＞1000U/ml（参考值＜27U/ml），CA125 581.60U/ml（参考值＜35U/ml），CEA 15.58ng/ml（参考值＜6.5ng/ml），乙型肝炎两对半提示"大三阳"，肝功能、AFP均为阴性。

【影像技术】

注射方式：经外周静脉注射Gd-BOPTA，剂量0.1mmol/kg，速率2ml/s；动脉期（注药后15~25秒）、门静脉期（50~55秒）及延迟期（70~75秒）、肝胆期（90分钟）扫描，序列VIBE：TR 4.75ms，TE 1.33ms，层厚3.0mm，FoV 380mm，体素大小1.2mm×1.2mm×3.0mm，翻转角9.0 deg，带宽920Hz/Px。

【MRI 表现】

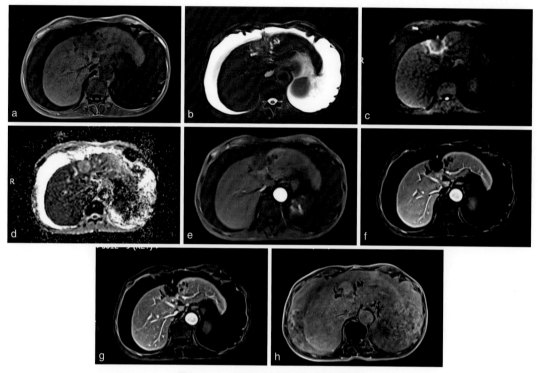

图2-2-4　肝左叶包膜下胆管细胞癌

a.T_1WI示病灶T_1信号较周围肝实质减低，信号较均匀，病灶内未见明显脂质成分；b.T_2WI示病灶T_2信号稍高，邻近胆管轻度扩张，局部肝包膜凹陷，腹腔内可见大量腹水，肝硬化背景不明显；c.DWI、d.ADC示肿瘤弥散受限；e.动脉期示病灶边缘强化，瘤周可见楔形片状异常灌注；f.门静脉期；g.延迟期示病灶呈向心性延迟强化，强化程度逐渐增高；h.肝胆期示病灶信号稍高于肝实质

【病理结果】

穿刺活检病理诊断：肝胆管细胞癌。

【诊断要点】

肝内胆管细胞癌的MRI表现具有较高的特异性，其MRI（Gd-BOPTA）表现如下。

平扫　呈T_1低信号、T_2等或稍高信号肿块影，无包膜，周边可见扩张胆管影，内可伴结石充盈缺损影，位于包膜下的病灶常可引起局部包膜皱缩、凹陷。

增强　注射Gd-BOPTA后，典型MRI表现为早期的边缘强化并逐渐性向心性强化，持续至延迟期，动脉期肿瘤周边常可见大片状或楔形的异常灌注区。在肝胆特异期主要表现为低信号，部分为高信号。

【病案点评】

该病例为老年男性，因"腹部胀痛2个月余"入院，穿刺活检病理诊断为胆管细胞癌。其MRI影像表现较为典型，但是在肝胆期可见病灶内对比剂蓄积而呈现为高信号，较为少见。

胆管细胞癌是发生于胆管上皮的腺癌，根据其发生部位分为肝内胆管细胞癌和肝外胆管细胞癌，而肝内胆管细胞癌又可分为周围型胆管细胞癌和肝门型胆管细胞癌。本例病例属于肝内胆管癌下属的周围型胆管细胞癌，该肿瘤好发于中老年人，男、女发病率无明显差异，目前认为与肝硬化、华支睾吸虫感染、Caroli病、肝内胆石症及硬化性胆管炎等病有关。瘙痒、腹痛和黄疸常是本病的首发症状。大体上一般表现为肝实质内境界清楚的实性肿物，切面灰褐或灰白、质实，可见多灶病变。管周浸润型肝内胆管细胞癌则沿汇管区播散，导致受累胆管狭窄；管内型肝内胆管细胞癌的特点则是扩张的胆管内形成乳头状或结节性病变；混合型则是病变内出现上述特点的混杂，如肿块形成型合并管周浸润型。

肝内胆管细胞癌诊断主要依靠影像学检查，CT/MRI是诊断肝内胆管细胞癌的主要手段。周围型胆管细胞癌的典型CT表现为常无肝硬化背景，平扫呈稍低密度影，周边可见扩张胆管影，内可伴结石充盈缺损影，位于包膜下的病灶常可引起局部包膜皱缩、凹陷。早期边缘部分强化并随时间推移向心性强化，呈"慢进慢出"的特点。MRI动脉期、门静脉期及延迟期强化表现与CT类似，在肝胆特异期常表现为低信号，但由于胆管细胞癌中心含丰富纤维组织，对比剂蓄积而呈高信号影，而并非因肝细胞摄取造影剂而强化。

综上所述，周围型肝内胆管细胞癌临床表现不具特异性，通过联合CT和MRI（Gd-BOPTA）检查有助于明确诊断。

（曾献军　余　晨　王敏君）

病例5　肝门部胆管细胞癌

【病例介绍】

患者女，52岁。因"上腹部反复疼痛半年"入院。患者自诉半年前因无明显诱因出现上腹部疼痛，无畏寒、发热、恶心、呕吐等不适，在当地诊所行消炎治疗并服用抗结石药物，具体药物不详，近期症状明显加重。否认肝炎病史，查体腹部平坦，移动性浊音阴性，腹软，上腹部有压痛、无反跳痛，无明显黄疸。实验室检查：CA199＞1000U/ml（参考值＜27U/ml），CA125 131U/ml（参考值＜35U/ml），乙型肝炎两对半、肝功能、CEA、AFP均为阴性。

【影像技术】

注射方式：经外周静脉注射Gd-BOPTA，剂量0.1mmol/kg，速率2ml/s；动脉期（注药后15~45秒）、门静脉期（60秒）及延迟期（3~5分钟）、肝胆期（40~120分钟）扫描，序列VIBE：TR 3.92ms，TE 1.9ms，层厚2.0mm，FoV 415mm，体素大小1.2mm×1.2mm×2.0mm，翻转角9.0deg，带宽440Hz/Px。

【MRI 表现】

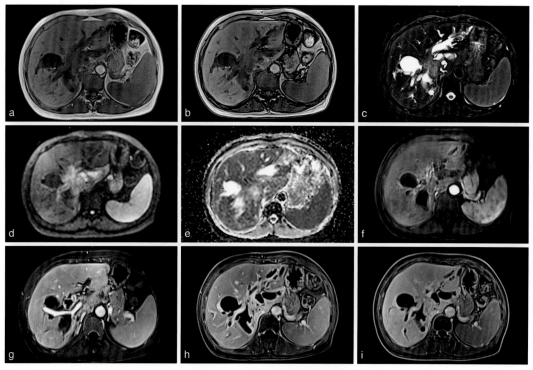

图2-2-5　肝门部胆管细胞癌

a.同相位；b.反相位T_1WI示病灶 T_1信号稍低，信号较均匀，形态不规则、边界不清，病灶内未见明显脂质成分；c.T_2WI示病灶T_2信号稍高，邻近胆管明显扩张，肝硬化背景不明显；d.DWI及e.ADC图示肿瘤弥散受限；f.动脉期示病灶边缘强化；g.门静脉期示病灶邻近肝门静脉右支管腔轻度狭窄，提示肿瘤侵犯、包埋门静脉；h.延迟期示病灶呈向心性强化，强化程度逐渐增高；i.肝胆期示病灶呈等-稍高信号

【病理结果】

外院病理诊断：肝胆管细胞癌。

【诊断要点】

肝内胆管细胞癌的MRI表现具有较高的特异性，其MRI（Gd-BOPTA）表现如下。

平扫　呈T_1低信号、T_2等或稍高信号肿块影，无包膜，周边可见扩张胆管影，内可伴结石充盈缺损影，位于包膜下的病灶常可引起局部包膜皱缩、凹陷。

增强 注射Gd-BOPTA后，典型MRI表现为早期的边缘强化并逐渐性向心性强化，持续至延迟期，动脉期肿瘤周边常可见大片状或楔形的异常灌注区。在肝胆特异期主要表现为低信号，部分可为高信号。

【病案点评】

该病例为中老年女性，因"上腹部反复疼痛半年"入院，外院病理诊断为胆管细胞癌。其MRI影像表现较为典型，但是在肝胆期可见病灶内蓄积对比剂而呈现为等-稍高信号，较为少见。

余见本节病例4。

（曾献军　余　晨　王敏君）

病例6　肝左右叶交界区胆管细胞癌

【病例介绍】

患者女，70岁。因"反复胸闷、心悸10余年，加剧1个月"入院，入院后彩色多普勒超声发现肝占位。实验室检查无特殊。

【影像技术】

注射方式：经外周静脉注射Gd-BOPTA，剂量0.2mmol/kg，速率2.5ml/s；动脉期（注药后15~40秒），静脉期（70秒）及延迟期（3~5分钟），肝胆期（120分钟）扫描，序列：TR 3.7ms，TE 1.8ms，层厚5mm，FoV 512mm×512mm，体素大小1.64mm×1.66mm×3.30mm，翻转角10deg，带宽625Hz/Px。

【MRI表现】

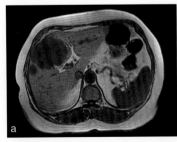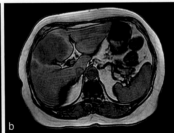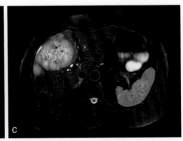

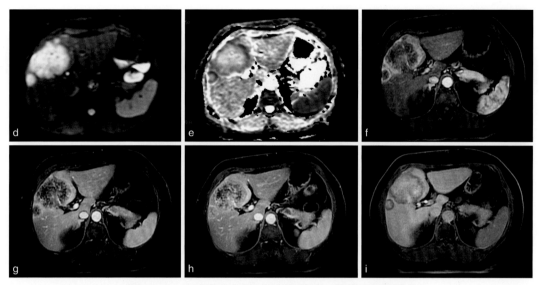

图2-2-6　肝左右叶交界区胆管细胞癌，伴周边子灶形成

a.同相位；b.反相位T$_1$WI示病灶呈低信号；c.T$_2$WI示病灶呈稍高信号，当中可见小斑片状低信号；d.DWI示病灶呈高信号，中心局部可见相对低信号；e.ADC示病灶表现为边缘低信号，中心高信号；f.动脉期示病灶边缘不规则强化；g.门脉期；h.延迟期示病灶逐渐向中心强化，呈斑片状/条状强化，边缘模糊；i.肝胆期病灶呈环状低信号，中央为等高信号，肝门部胆管可见造影剂（Gd-BOPTA）填充

【手术结果】

手术名称　剖腹探查+胆囊切除+中肝肿瘤切除术。术中所见：肝表面呈轻度小结节性肝硬化表现，质地稍硬，色泽正常，肝Ⅳ段、Ⅴ段可见一大小约7cm×8cm的肿物，质地坚硬，分别突出于肝膈面及脏面，周边可见多个子灶。

大体标本　肝组织一块，大小约10.8cm×9cm×8.7cm，切面多结节状，最大者大小8cm×6.5cm×6.5cm。切面灰白质硬。无包膜，界不清，紧邻被膜，部分肿物紧邻切缘。

病理诊断　中分化胆管细胞癌伴多灶区坏死。

【诊断要点】

胆管细胞癌的MRI表现如下。

平扫　T$_1$WI上呈稍低信号，出现坏死或黏液湖时当中可见更低信号，T$_2$WI上呈不均匀稍高信号，病灶出现坏死或黏液湖时中心可见高信号。DWI上病灶边缘呈明显高信号，中心信号较周边要低。部分病灶内可见低信号纤维瘢痕。

增强　注射Gd-BOPTA后，动脉期病灶呈轻度边缘强化，大部分表现为边缘不全强化，门脉期及延迟期病灶中心逐渐呈不均匀强化；坏死或黏液湖不强化。肝胆特异期大部分病灶表现为高低混杂信号。

【病案点评】

该病例为老年女性，入院前无明显肝区不适表现，入院后彩超发现肝占位，随后行

MRI检查，MRI上表现比较典型，较易诊断。

肝内胆管细胞癌是指发生于胆管二级分支以远肝内胆管上皮细胞的恶性肿瘤，恶性程度较高，近年来发病有上升的趋势。临床上以老年人多发，肝左叶多见，早期临床症状不明显，晚期可出现慢性腹痛、黄疸、消瘦等。实验室检查中CA199升高有一定的辅助诊断价值。目前该病发病机制尚不完全清楚，多数认为与长期的胆管结石伴感染、硬化型胆管炎、囊性胆管疾病、复发性化脓性胆管炎等有关。

肝内胆管细胞癌生长方式有3种：肿块型、管周浸润型、腔内型，临床上以肿块型多见。病理学上肝内胆管细胞癌多见于腺癌，具有分泌黏液的功能，因此组织学上肿瘤主要包括肿瘤细胞、纤维基质、黏液蛋白。肿瘤细胞主要分布于肿瘤外周，中心主要由丰富的纤维基质或黏液构成。肝内胆管细胞癌淋巴结转移多见，但也可通过门静脉系统侵犯周围肝形成瘤周卫星灶。

肝内胆管细胞癌早期临床症状不典型，出现临床症状时大部分患者已属中晚期，定期体检有助于早期发现病灶。超声是体检筛查的首选，但超声对病灶的定性弱于MRI。MRI能多序列、多平面显示病灶，位于包膜下的病灶因病灶内纤维牵拉可出现包膜皱缩，且因病灶内具有丰富的纤维基质，T_1WI上呈稍低信号，T_2WI上呈稍高信号，当病灶内出现坏死或黏液湖时，T_1WI呈明显低信号，T_2WI呈明显高信号。由于增殖活跃的肿瘤细胞分布于肿瘤外周，中心主要为纤维组织或黏液，因此DWI上病灶周边呈明显高信号，中心信号较周边低，增强后病灶周边可见早期强化，随后中心的纤维组织逐渐呈延迟强化，强化方式和程度与中心的纤维成分及黏液有关，可呈斑片状、条状及分隔状强化，当黏液湖形成明显时可表现为无强化。另肝胆期病灶内可残存部分正常肝细胞或胆管，造影剂可被摄取或残留于胆管内而表现为混杂高低信号。鉴别上，肝内胆管细胞癌需要与肝细胞肝癌、血管瘤、肝脓肿等相鉴别。肝细胞肝癌主要由肝动脉供血，增强时呈"快进快出"表现，与胆管细胞癌的延迟强化不同。血管瘤在T_2WI上信号往往较胆管细胞癌高，增强后由边缘逐渐向中心强化，强化程度较胆管细胞癌高。另外，肝胆期血管瘤内没有正常肝细胞，所以表现为明显低信号。肝脓肿因病灶中心为黏液，周边为肉芽肿，因此DWI序列上表现为中心高信号，周边呈相对低信号，与胆管细胞癌相反；但当出现胆管细胞癌与肝脓肿并存时，诊断往往比较困难。

综上所述，肝内胆管细胞癌临床症状没有特异性，结合实验室检查和MRI（Gd-BOPTA）检查有助于明确诊断。

（林　祺　何永红）

病例 7　肝细胞 - 胆管细胞混合型肝癌

【病例介绍】

患者男，54岁。因"发现右肝占位5天"入院。患者一般情况良好，既往肝炎病史，查体无特殊发现。实验室检查：AFP 453.2μg/L（参考值＜20μg/L），CA199 71.2U/ml（参考值39U/ml），乙型肝炎病毒DNA定量19 000（科学记数）IU/ml（参考值＜50IU/ml）。

【影像技术】

采用GE optima MR 360，场强1.5T，配8通道腹部表面线圈。患者扫描前禁食禁水4小时，扫描前训练患者呼吸。仰卧于检查床上，足先进。造影剂采用Gd-BOPTA 0.1mmol/kg，经高压注射器注入肘正中静脉，流速2.0ml/s。增强扫描时间为：注射造影剂后动脉期22 ~ 25秒，门脉期50 ~ 60秒，延迟期90 ~ 120秒，肝胆期60 ~ 90分钟。

平扫　横断面T_1WI：采用梯度双回波序列，呼气末屏气，TR/TE=190/4.3ms，层厚8mm，层间隔2mm，矩阵=256×160，FoV=44cm×40cm。横断面T_2WI：采用快速自旋回波序列，压脂，使用呼吸门控，TR/TE=7059/85ms，层厚8mm，层间隔2mm，矩阵=320×224，FoV=44cm×40cm。DWI：b=600s/mm²，屏气扫描，TR/TE=3000/74ms，层厚8mm，层间隔2mm，矩阵=128×160，FoV=44cm×40cm。

增强　横断面采用三维LAVA技术，TR/TE：3.6/1.7，层厚/层间距：5/2mm，矩阵：256×192，FoV：40cm×44cm。肝胆期加扫冠状面，参数同增强扫描。

【MRI 表现】

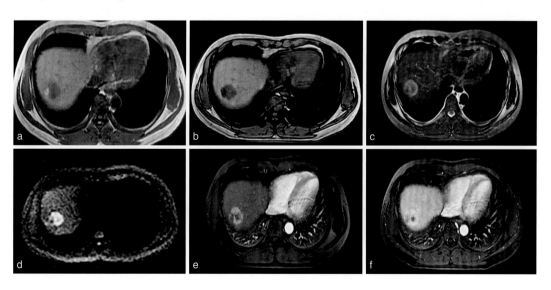

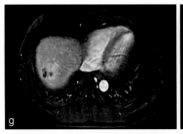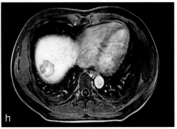

图2-2-7　肝右叶膈下肝细胞-胆管细胞混合型肝癌

a.T$_1$WI示病灶呈稍低信号，边缘见结节状稍高信号影；b.T$_1$WI示病灶信号稍低，边缘T$_1$WI正相位高信号结节呈低信号；c.T$_2$WI上病灶呈混杂稍高信号，边缘结节呈低信号；d.DWI示病灶呈不均匀高信号，边缘结节呈低信号；e.动脉期示病灶明显环状不均匀强化，边缘结节未见强化；f.门静脉期；g.延迟期示病灶持续向内填充强化，呈混杂略高信号影，边缘结节未见强化；h.肝胆期示信号稍低于肝实质，同时中心见片状造影剂聚集

【手术结果】

手术名称　右肝肿瘤切除术。

术中所见　腹腔内无腹水，肝质地韧，色暗红，边缘钝，肝表面尚光滑，一大小约3.9cm×3.7cm的肿瘤位于肝右叶（Ⅶ段），质硬。

大体标本　肝标本大小为10.2cm×7.3cm×4.1cm，切面可见灰白色肿块，大小约3.8cm×3.5cm，周边无明显包膜，质地稍硬，有少量出血坏死，肿瘤距肝切缘1.1cm，余肝无肝硬化。

病理诊断　肝细胞-胆管细胞混合型肝癌，中度分化。

【诊断要点】

肝细胞-胆管细胞混合型肝癌（combined hepatocellular-cholangiocarcinoma，cHCC-CC）的MRI表现不具有较高的特异性，其MRI（Gd-BOPTA）表现如下。

平扫　T$_1$WI表现低或略低信号，出血、坏死及脂肪成分表现为高信号；T$_2$WI表现为高或略高信号，T$_2$WI抑脂序列则为高信号或稍高信号，信号不均。

增强　cHCC-CC根据肝细胞性和胆管细胞性癌组织成分的多寡，增强影像特征表现分3种类型：Ⅰ-快进快出型，增强早期明显强化，延迟期呈低信号，肝胆期常呈更低信号，其内混杂等高信号条索灶；Ⅱ-慢进慢出型，增强动脉期和延迟期周围强化，肝胆期常呈中心等信号或者高信号，周边呈环形稍低信号，形似云彩；Ⅲ-此起彼伏型，动脉期明显强化区域，延迟期轻度强化，肝胆期常呈更低信号，其内混杂等高信号条索灶。

【病案点评】

cHCC-CC是一种同时具有HCC和ICC2种分化特点的原发性肝恶性肿瘤，好发于亚洲人群，中老年男性多见，发病诱因与HCC相似。

病理组织学cHCC-CC根据HCC、ICC及干细胞特征含量的比例，2010年WHO将

cHCC-CC分为经典型和干细胞型，后者又细分为典型性、中间细胞型、细胆管细胞型和未分类型。

　　cHCC-CC平扫T$_2$WI中心可见低信号，且以中心低信号为主，与肿块型胆管细胞癌中心含有纤维成分相似。合并出现坏死时T$_2$WI上病灶为不均匀高信号，部分病灶内可见脂肪信号。cHCC-CC同时具有HCC和ICC2种成分。增强扫描动脉期HCC主要由肝动脉供血，HCC肿瘤部分表现为动脉期明显强化，ICC肿瘤部分表现为周边不均匀强化。门脉期及延迟期HCC肿瘤部分强化减退，ICC肿瘤部分延迟强化。增强征象常见分为3型：Ⅰ型，增强动脉期呈高信号，延迟期强化消退呈低信号，类似于HCC强化，组织学表现为肿瘤主要由HCC成分构成，即快进快出型；Ⅱ型，增强扫描动脉期和延迟期周围强化，组织学表现为肿瘤主要由ICC构成，中心常伴有纤维化、坏死或黏液成分，为慢进慢出型；Ⅲ型，肿瘤动脉期明显强化区域和延迟期轻度强化区域构成，为此起彼伏型。此外cHCC-CC在肝胆特异期可具有特异性的中心稍高/等信号，边缘为稍低信号，形似云彩，因此增强"此起彼伏"强化方式加上肝胆期"云"表现，可明显提高cHCC-CC的诊断准确率，并可与其他肝病变进行更准确的鉴别诊断。

（贾宁阳　潘兴朋　霍　雷　夏金菊）

第三节　肝转移瘤

病例 1　乳腺癌肝转移瘤

【病例介绍】

　　患者女，50岁，因"左侧乳腺癌术后，化疗后半年余，检查发现肝占位"入院。患者一般情况良好，既往卵巢囊肿一侧卵巢切除术后，无肝炎病史，查体无特殊发现。实验室检查：血常规、血生化、肝功能、乙型肝炎及丙型肝炎抗原、AFP、CEA、CA199均未见明显异常。

【影像技术】

　　注射方式：经外周静脉注射Gd-BOPTA，剂量0.1mmol/kg，速率2ml/s；动脉期（注药后15～40秒）、门静脉期（60秒）及延迟期（3～5分钟）、肝胆期（90～120分钟）扫描，序列VIBE：TR 3.92ms，TE 1.9ms，层厚2.0mm，FoV 360mm，体素大小1.2mm×1.2mm×2.0mm，翻转角9.0deg，带宽440Hz/Px。

【MRI 表现】

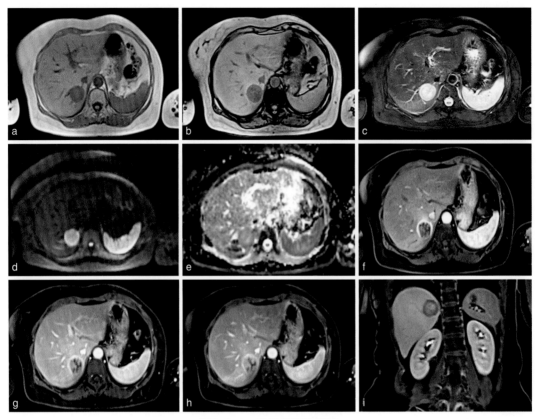

图2-3-1　乳腺癌肝转移瘤

右肝占位性病变，形态规则，边界清晰，大小约2.9cm×3.0cm。a.同相位；b.反相位T₁WI示病灶呈低信号；c.T₂WI示病灶呈高信号；d.DWI；e.ADC图示弥散受限，ADC值减低；f.动脉期示病灶边缘明显环形强化；g.门静脉期；h.延迟期仍可见环形强化，似有填充式强化；i.肝胆期示病灶边缘信号低于肝实质

【手术结果】

手术名称　左侧乳腺改良根治术。

乳腺标本　镜检纤维组织内异型腺体浸润，细胞轻-中度异型，排列成腺样、条索状及小巢状。

乳腺病理诊断　（左乳肿物）乳腺浸润性癌。

【诊断要点】

乳腺癌肝转移瘤的诊断需要结合临床病史分析，该例乳腺癌肝转移瘤病例MRI（Gd-BOPTA）表现如下。

平扫　T₁WI呈低信号，T₂WI呈周边环状高信号，中央呈稍低信号，DWI呈周边明显环状高信号，ADC图呈低信号，反相位病变未见明确信号减低。

增强　注射Gd-BOPTA后，动脉期明显周围环形强化，门静脉期和延迟期持续环状强化，部分充填样改变，延迟期病变中心有始终无强化区域。肝胆特异期病变周边部分呈低信号，不摄取对比剂，中心部分造影剂渗入呈稍高信号。

【病案点评】

该病例为既往乳腺癌患者，既往检查肝无病变，左侧乳腺癌术后，化疗后半年余发现肝占位入院，结合临床病史，肝病变首先考虑转移瘤。

肝是乳腺癌继肺、骨之后第三个常见的远处转移部位。乳腺癌恶性病变相比于良性病变，微血管的分布明显增加，特别是在周边分布上，其明显要比中心分布高。该病例动脉期周边明显强化，门静脉期和延迟期持续环状强化，部分充填样改变，表现为富血供样病变改变，提示符合乳腺癌肝转移的常见微血管分布特点。延迟期病变中心有始终无强化区域，提示中心为坏死区可能。肝胆特异期病变周边部分呈低信号，不摄取对比剂而形成特异性的"靶征"表现。值得注意的是，肝胆特异期"靶征"常是转移瘤与胆管细胞癌的典型影像学表现。

综上所述，富血供的乳腺癌肝转移瘤的诊断要结合临床病史及影像学检查，在有临床病史情况下超声、CT/MRI定期检查可以帮助病变检出，并且结合MRI（Gd-BOPTA）肝胆特异期"靶征"的出现可以帮助明确诊断。

（蒋　涛　唐艳华　刘童瞳）

病例 2　乳腺癌肝转移瘤

【病例介绍】

患者女，48岁。因"乳腺癌改良根治术后、化疗后、联合他莫昔芬内分泌治疗后，出现上腹不适，检查发现肝多发占位"。患者发病以来食欲差，二便正常，体重1个月内下降2.5kg，既往史及个人史无特殊，无肝炎病史，查体无特殊发现。实验室检查：血常规、血生化未见明显异常，肿瘤标记物 CA153 90.7U/ml，细胞角蛋白19片段（CA211）7.25ng/ml。

【影像技术】

注射方式：经外周静脉注射Gd-BOPTA，剂量0.1mmol/kg，速率2ml/s；动脉期（注药后15~40秒）、门静脉期（60秒）及延迟期（3~5分钟）、肝胆期（90~120分钟）扫描，序列VIBE：TR 3.92ms，TE 1.9ms，层厚2.0mm，FoV 360mm，体素大小1.2mm×1.2mm×2.0mm，翻转角9.0deg，带宽440Hz/Px。

【MRI 表现】

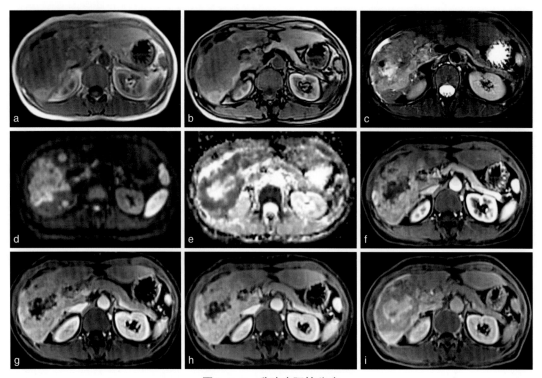

图2-3-2　乳腺癌肝转移瘤

48岁女性，肝实质内可见多发大小不等及不规则团块及结节状异常信号影，大者位于肝右后叶下段，形态不规则，边界不清，范围约11.3cm×6.6cm。a.同相位；b.反相位T₁WI示病灶呈不均匀低信号；c.T₂WI示病灶呈混杂稍高及高信号伴部分病灶内少许低信号；d.DWI；e.ADC示弥散受限，ADC值减低；f.动脉期示病灶边缘可见明显环形强化；g.门静脉期；h.延迟期病变呈持续花环状中度强化，中心存在无强化区；i.肝胆期示病灶边缘信号低于肝实质，中心呈稍高信号

【手术结果】

手术名称　肝穿刺活检。

大体及镜检标本　灰白穿刺组织一条，显微组织内见异型细胞浸润性生长，排列呈腺样或筛状，结合组织形态和免疫表型，符合乳腺癌转移。

病理诊断　转移性腺癌。

【诊断要点】

乳腺癌肝转移瘤的诊断需要结合影像及临床病史分析，该例乳腺癌肝转移瘤病例MRI（Gd-BOPTA）表现如下。

平扫　肝内见多发不规则团块样及结节状异常信号，T₁WI上病灶呈稍低及低信号，T₂WI上呈混杂稍高及高信号伴部分病灶内少许低信号，DWI呈不均匀异常高信号，ADC图呈周边不均匀低信号，中心呈高信号，反相位病变信号未见明确减低。

增强　注射Gd-BOPTA后，动脉期病灶边缘可见明显不均匀环形强化；门静脉期、延迟期病变呈持续花环状中度强化，病变中心有始终无强化区域。肝胆特异期病变周边部分呈明显低信号，不摄取对比剂，中心呈稍高信号充填，呈"靶征"改变。

【病案点评】

该病例为乳腺癌改良根治术后，既往检查肝无病变，化疗联合他莫昔芬内分泌治疗后发现肝占位入院，结合临床病史及检查，肝病变首先考虑乳腺癌肝转移瘤。

与本节病例1相似的是，病变为动脉期明显强化的富血供病变，门脉期和延迟期病变持续中度强化提示肿瘤实性部分存在，较大病灶中心出现始终无强化低信号区，肝胆特异期病变周边肿瘤实性部分因不含正常肝细胞不摄取对比剂呈低信号，中心坏死区对比剂渗透呈稍高信号，出现"靶征"表现。

因此，富血供的乳腺癌肝转移瘤的诊断要结合临床病史及影像学检查，在有临床病史情况下超声、CT/MRI定期检查可以帮助病变检出，并且结合MRI（Gd-BOPTA）肝胆特异期肿瘤实性部分不摄取对比剂可以帮助明确诊断。

（蒋　涛　唐艳华　刘童瞳）

病例3　胰腺癌肝转移瘤

【病例介绍】

患者男，54岁。因"胰腺癌术后，化疗后1年余，检查发现肝占位"入院。患者一般情况良好，既往有1995年甲状腺良性结节切除术史，无肝炎病史，查体无特殊发现。实验室检查：CA199 4373.83U/ml，CA125 143.10U/ml。血常规：WBC 13.34×10^9/L，RBC 3.78×10^{12}/L，血生化、肝功能未见明显异常。

【影像技术】

注射方式：经外周静脉注射Gd-BOPTA，剂量0.1mmol/kg，速率2ml/s；动脉期（注药后15～40秒）、门静脉期（60秒）及延迟期（3～5分钟）、肝胆期（90～120分钟）扫描，序列VIBE：TR 3.92ms，TE 1.9ms，层厚2.0mm，FoV 360mm，体素大小1.2mm×1.2mm×2.0mm，翻转角9.0deg，带宽440Hz/Px。

【MRI 表现】

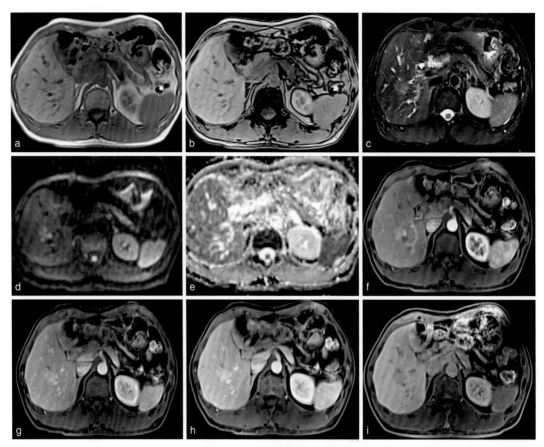

图2-3-3 胰腺癌肝转移瘤

肝右叶后上段斑片状异常信号，形态欠规则，边界欠清，范围约2.3cm×2.1cm。a.同相位；b.反相位 T_1WI 示病灶呈等-稍低信号；c.T_2WI 示病灶呈高信号；d.DWI；e.ADC示弥散受限，ADC图呈等及略减 低信号；f.动脉期示病灶明显强化；g.门静脉期；h.延迟期仍可见强化；i.肝胆期示病变信号低于肝实质

【手术结果】

手术名称　根治性胰腺十二指肠切除术。

大体标本　胰腺十二指肠大体标本：胆总管十二指肠乳头处见一灰白肿物，大小约 3cm×1cm×0.5cm，肿物侵犯十二指肠肠壁，紧邻黏膜层，周围胰腺灰黄、质中。

病理诊断　胰头中分化腺癌，肿物侵及十二指肠黏膜层，可见多灶神经周围侵犯， 未见明确脉管癌栓。

【诊断要点】

胰腺癌肝转移瘤的诊断需要结合临床病史分析，该例胰腺癌肝转移瘤病例MRI （Gd-BOPTA）表现如下。

平扫　T_1WI 上病灶呈等及稍低信号，T_2WI 上呈斑片状稍高信号，DWI呈异常高信号，ADC图呈等及稍低信号，反相位病变未见明确信号减低。

增强　注射Gd-BOPTA后，动脉晚期病变明显异常强化，门静脉期和延迟期持续明显异常强化。肝胆特异期病变相对于周边肝实质呈低信号，不摄取对比剂。

【病案点评】

该病例为既往胰腺癌患者，既往检查肝无病变，胰腺癌术后、化疗后1年余发现肝占位入院，结合临床病史、影像及肿瘤标记物，肝病变首先考虑转移瘤。胰腺癌是一种高侵袭性恶性肿瘤，较早发生局部淋巴结及远处脏器转移，肝是胰腺癌的最常见转移部位。胰腺癌肝转移的动态增强强化方式多样。该病例病变特点主要为富血供改变，边界不清，DWI呈高信号，动态增强扫描动脉期、门脉期和延迟期均表现为明显异常强化，转移瘤、原发肝癌、炎性坏死结节等均有可能。患者既往无肝炎病史，原发肝细胞癌可能性较低。未见到转移瘤常见的"靶征"或"牛眼征"表现，诊断起来较困难。Gd-BOPTA肝胆特异期病灶未见对比剂摄取呈低信号，提示病变恶性可能性大，排除炎性坏死结节诊断。此次实验室检查肿瘤标记物：CA199 4373.83U/ml（明显升高）、CA125 143.10U/ml（明显升高）。结合临床胰腺癌病史、实验室检查及既往影像，符合胰腺癌肝转移瘤的诊断。

由此可见，Gd-BOPTA增强扫描肝胆特异期可以在一定程度上帮助诊断胰腺癌肝转移。

（蒋　涛　唐艳华　刘童瞳）

病例4　肺腺癌肝转移瘤

【病例介绍】

患者男，55岁。因"肺癌化疗后，腰腹痛3个月余，检查发现肝占位"入院。患者一般情况良好，既往史及个人史无特殊，无肝炎病史，查体无特殊发现。实验室检查：血常规：RBC 3.67×10^{12}/L，血生化：血糖8.01mmol/L，肿瘤标记物：SCC 2.6ng/ml，CA199 168.57U/ml，CEA 30.86ng/ml，CA153 162.9U/ml，细胞角蛋白19片段（CYFRA211）55.10ng/ml，糖链抗原CA125 3263.10U/ml。

【影像技术】

注射方式：经外周静脉注射Gd-BOPTA，剂量0.1mmol/kg，速率2ml/s；动脉期（注药后15~40秒）、门静脉期（60秒）及延迟期（3~5分钟）、肝胆期（90~120分钟）扫描，序列VIBE：TR 3.92ms，TE 1.9ms，层厚2.0mm，FoV 360mm，体素大小1.2mm×1.2mm×2.0mm，翻转角9.0deg，带宽440Hz/Px。

【MRI 表现】

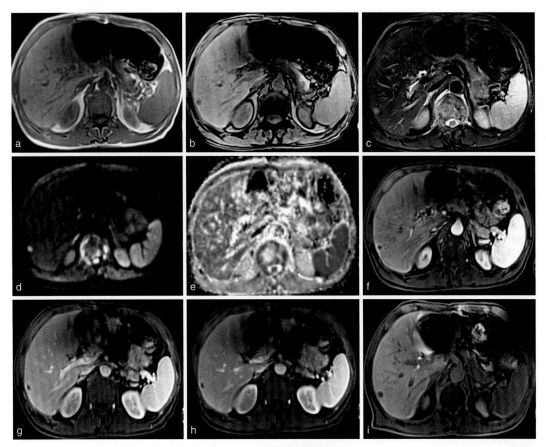

图2-3-4　肺腺癌肝转移瘤

肝内多发类圆形异常信号影，肝右叶被膜下异常信号，形态尚规则，边界清晰，大小约1.1cm×1.0cm。a.同相位；b.反相位T_1WI示病灶呈低信号；c.T_2WI示病灶呈高信号；d.DWI；e.ADC示弥散受限，ADC值略减低；f.动脉期示病灶边缘可见环形强化；g.门静脉期；h.延迟期仍可见环形强化；i.肝胆期示信号低于肝实质，可见"靶征"改变

【手术结果】

手术名称　T_{12}椎体穿刺活检术。

大体标本　大体及镜检标本灰白破碎组织，T_{12}椎体转移性腺癌，免疫表型未提示特异性来源，全面检查，尤其是肺等部位，CK7（＋），TTF-1（－），NapsinA（－），CK20（－）。

病理诊断　转移性腺癌。

【诊断要点】

肺腺癌肝转移瘤的诊断需要结合影像及临床病史分析，该例肺腺癌肝转移瘤病例MRI（Gd-BOPTA）表现如下。

　　平扫　T$_1$WI呈类圆形稍低信号，T$_2$WI呈类圆形稍高信号，DWI呈异常高信号，ADC图呈稍低信号，反相位病变信号未见明确减低。

　　增强　注射Gd-BOPTA后，动脉期明显周围环形强化，门静脉期和延迟期持续环状强化，病变中心有始终无明显强化区域。肝胆特异期病变周边部分呈明显低信号，不摄取对比剂，中心似有少许稍高信号充填，呈"靶征"改变。

【病案点评】

　　该病例为肺癌患者化疗后，既往检查肝无病变，腰腹痛3个月余发现肝占位入院，T$_{12}$椎体病变穿刺病理为转移性腺癌，结合临床病史及检查，肝病变首先考虑肺腺癌肝转移瘤。

　　肺癌肝转移瘤动态强化方式常表现为肿瘤实性部分在动脉期及门静脉期持续强化，到了延迟期强化程度降低。转移瘤边缘的新生血管常较瘤体中心部位明显增多，因此转移瘤病灶边缘部位的血流量、血容量、肝动脉灌注指数及毛细血管表面渗透性较肿瘤中心更高。肝胆特异期病变周边肿瘤实性部分因不含正常肝细胞不摄取对比剂呈低信号，中心坏死区对比剂渗透呈稍高信号，出现"靶征"表现。

　　综上所述，富血供的肺腺癌肝转移瘤的诊断要结合临床病史及影像学检查，在有临床病史情况下超声、CT/MRI定期检查可以帮助病变检出，并且结合MRI（Gd-BOPTA）肝胆特异期肿瘤实性部分不摄取对比剂可以帮助明确诊断，且对直径＜1cm小转移瘤的检出较具优势。

（蒋　涛　唐艳华　刘童瞳）

病例 5　肺腺癌肝转移瘤

【病例介绍】

　　患者男，53岁。患者1年前无明显诱因出现咳嗽，咳少量白色泡沫状痰，不伴发热、胸痛、咯血等症状。咳嗽多于平卧位及晨起时明显，症状间断出现，未予重视，未予特殊诊治。近3个月咳嗽、咳痰症状较前有加重趋势，曾口服中药治疗1周，效果欠佳。患者自发病以来精神、睡眠、食欲可，大小便及体重较前无明显改变。既往冠状动脉支架置入，腰椎间盘突出治疗后，肝炎病史，余个人史无特殊，查体无特殊发现。实验室检查：血常规、血生化未见明显异常，肿瘤标记物：细胞角蛋白19片段（CYFRA21-1）7.81ng/ml，神经元烯醇化酶NSE 21.90ng/ml。

【影像技术】

　　注射方式：经外周静脉注射Gd-BOPTA，剂量0.1mmol/kg，速率2ml/s；动脉期

（注药后15~40秒）、门静脉期（60秒）及延迟期（3~5分钟）、肝胆期（90~120分钟）扫描，序列VIBE：TR 3.92ms，TE 1.9ms，层厚2.0mm，FoV 360mm，体素大小1.2mm×1.2mm×2.0mm，翻转角9.0deg，带宽440Hz/Px。

【MRI表现】

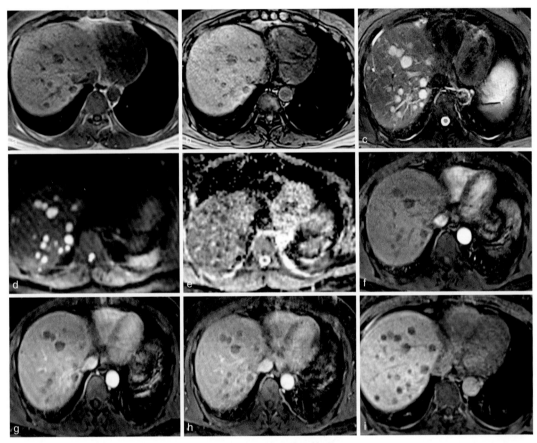

图2-3-5　肺腺癌肝转移

53岁男性，确诊肺癌，肝实质内见多发大小不等结节状异常信号影，形态规则，边界尚清晰，部分有相互融合趋势，大者位于肝右叶，大小约1.9cm×1.6cm×1.7cm。a.同相位；b.反相位T₁WI示病灶呈不均匀低信号，反相位信号未见明确减低；c.T₂WI示病灶呈高信号；d.DWI；e.ADC示明显弥散受限，ADC信号减低；f.动脉期；g.门静脉期；h.延迟期示病灶周围可见轻度环形强化，未见明确造影剂填充；i.肝胆期示病变未见明显摄取，信号低于肝实质

【手术结果】

手术名称　支气管黏膜活检。

大体及镜检标本　右下基底、右中叶支气管黏膜组织，黏膜上皮细胞未见异型性，基底膜增厚，上皮下间质内可见异型细胞呈巢团状排列。

病理诊断　右下基底、右中叶腺癌。

【诊断要点】

肺腺癌肝转移的MRI表现具有较高的特异性，其MRI（Gd-BOPTA）表现如下。

平扫　肝弥漫多发大小不等的异常信号影，形态尚规则，边界尚清，在T_1WI上呈稍低信号，反相位信号未见明确减低。在T_2WI上呈高信号，DWI示扩散明显受限，ADC值减低。

增强　肺癌的肝转移瘤常呈乏血供，注射Gd-BOPTA后，动脉期、门静脉期及延迟期肝实质周围可见轻度环形强化，中央始终未见明显强化。病变在肝胆特异期肿瘤细胞未见摄取，信号明显低于周围肝实质。门脉各支通畅，未见明显充盈缺损。

【病案点评】

该病例为中老年男性，无明显诱因出现咳嗽、咳痰，入院后行支气管黏膜活检，病理证实为肺腺癌。上腹部MRI（Gd-BOPTA）扫描肝内可见多发大小不等异常信号影，部分呈现相互融合趋势，在后期随诊复查中发现肝内病灶部分较前增大，结合病史首先考虑为肺腺癌肝转移瘤。

肺癌是全球范围内发病率、死亡率最高的恶性肿瘤之一，并逐渐呈现年轻化的趋势。有研究显示，大约43%的肺癌最终会发生肝转移，仅次于脑转移。不同病理类型的肺癌肝转移瘤的影像表现具有一定的差异，一般来说肺鳞癌及小细胞肺癌的肝转移病灶常为富血供，而肺腺癌转移病灶常为乏血供。肺腺癌的肝转移病灶可单发或多发，本例病例为乏血供转移瘤，动态增强扫描动脉期肿瘤边缘未见明显强化，门脉期及延迟期可见轻度环形强化，病变内未见明确造影剂填充，肝胆特异期病变周边肿瘤实性部分因不含正常肝细胞不摄取对比剂而呈现低信号，结合临床病史，首先考虑为肺癌多发肝转移瘤。

由于肝转移是患者预后不良的重要标志，因此早期检出肝转移灶对改善预后有重要意义。目前常用的检查手段为超声、CT及MRI：①超声是诊断转移瘤的重要方法，但在检查时常受到肺底、胃肠气体及呼吸的影响，且对较小的病灶的检出率减低。②增强CT及MRI均能够较好地检出肝转移瘤，当扫描出现特异性"牛眼征"及"靶征"时，结合临床病史，有助于肝转移瘤的诊断。对于<1cm的病灶，MRI具有更明显的优势。

综上所述，增强MRI（Gd-BOPTA）扫描肝胆特异期病变不摄取造影剂可以帮助诊断，有助于病变的早期检出，并为临床治疗提供可靠依据。

（蒋　涛　唐艳华　刘童瞳）

病例6　结肠癌肝转移瘤

【病例介绍】

患者男，60岁。因"发现结肠占位，为进一步治疗"入院。既往高血压8年，病史无特殊，无肝炎病史，查体无特殊发现。实验室检查：血常规HBG 105g/L，癌胚抗原CEA 167.97ng/ml，CA199＞7000.00U/ml，糖链抗原CA125 115.90U/ml，糖链抗原CA724 238.10U/ml。

【影像技术】

注射方式：经外周静脉注射Gd-BOPTA，剂量0.1mmol/kg，速率2ml/s；动脉期（注药后15～40秒）、门静脉期（60秒）及延迟期（3～5分钟）、肝胆期（90～120分钟）扫描，序列VIBE：TR 3.92ms，TE 1.9ms，层厚2.0mm，FoV 360mm，体素大小1.2mm×1.2mm×2.0mm，翻转角9.0deg，带宽440Hz/Px。

【MRI表现】

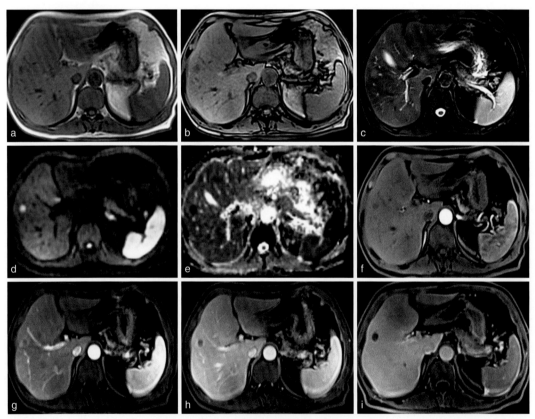

图2-3-6 结肠癌肝转移瘤

60岁男性，肝实质内可见多发大小不等及不规则异常信号影，大者位于肝右叶，形态尚规则，边界清晰锐利，大小约1.2cm×0.9cm。a.同相位；b.反相位T₁WI示病灶呈低信号；c.T₂WI示病灶呈高信号；d.DWI；e.ADC示弥散受限，ADC值减低；f.动脉期示病灶强化不明显；g.门静脉期示病灶周围可见轻度环形强化；h.延迟期病灶边缘轻度强化，内部未见明显强化；i.肝胆期示病灶呈低信号

【手术结果】

手术名称　左半结肠切除术+胰腺体尾部切除+脾切除。

大体标本　肠管一段，长约24cm，周径7～13cm，距断端2.5cm处可见一灰白隆起型肿物，大小约12cm×8.5cm×4.5cm，浆膜面部分缺损，切面灰白质硬。

镜检标本　左半结肠恶性肿瘤，大部分呈中-低分化腺癌，约占80%，约20%为鳞状细胞癌，可见角化，可见神经周围侵犯，未见明确脉管瘤栓，肿瘤浸透浆膜层达浆膜外，两侧断端切净，肠系膜淋巴结可见转移性癌。

病理诊断　腺鳞癌，累及胰腺，淋巴结可见癌转移，结肠两侧断端未见肿瘤。

【诊断要点】

结肠癌肝转移的MRI表现具有较高的特异性，其MRI（Gd-BOPTA）表现如下。

平扫　转移瘤可单发或多发，边界可清晰或欠清，在T_1WI呈稍低信号，在T_2WI上呈高信号，DWI明显扩散受限，ADC值减低。

增强　结肠癌肝转移瘤多发乏血供肿瘤，注射Gd-BOPTA后，动脉期病灶边缘可见轻度强化，门静脉期、延迟期肝实质可见明显强化，病变周边可见环形强化，中央未见明显强化。在肝胆特异期肿瘤细胞未见摄取，信号明显低于周围肝实质，同时可见肝门部胆管内造影剂（Gd-BOPTA）填充。

【病案点评】

该病例为中老年男性，因"发现结肠占位"入院，结肠术后病理诊断为腺鳞癌。上腹部MRI（Gd-BOPTA）扫描肝内可见多发大小不等异常信号影，在后期随诊复查中发现肝内异常信号影较前明显增多增大，并呈现相互融合的趋势，结合病史考虑为转移瘤。其肝内MRI影像表现较为典型，尤其是肝胆期无正常功能的肿瘤细胞不摄取造影剂而使病灶显示更加清晰。

结直肠癌是危及人类健康的消化道恶性肿瘤之一，近年来其发病率逐渐上升。腺癌是结直肠癌最常见的组织学类型，原发性腺鳞癌较为少见，发病率大约占所有结直肠恶性肿瘤的0.025%～0.85%，而位于结肠者更加罕见，临床预后较单纯腺癌差，约有一半的患者就诊时已经发生肝、肺等远处器官转移。结直肠癌由于肠系膜静脉血流回流入肝，容易发生肝转移，这也是导致患者死亡的主要原因。结直肠癌肝转移可单发或多发，且多为乏血供肿瘤，因此在动态增强扫描过程中，肝实质增强时肝转移瘤有较高的检出率，也就相对容易检出低信号的病灶。在上腹部MRI（Gd-BOPTA）扫描中，肝胆特异期肝转移病灶显示更加清晰。由于腺鳞癌的发病率较低，临床罕见，因此目前关于结直肠腺鳞癌肝转移的影像报道较少。

肝转移瘤临床表现不典型，其诊断主要依靠影像学检查：①超声是诊断转移瘤的重要方法，并能够显示转移瘤及周围的血流信号。但对于部分肝脂肪化的患者，其诊断率较低，缺乏一定的特异性。②增强CT/MRI是诊断肝转移瘤的主要手段。增强CT能够较好地检出肝转移瘤，但对于1cm以下的病灶其检测能力有限，敏感性不如磁共振成像（MRI）。有研究显示，对于＜1cm的病灶的检出，MRI具有更明显的优势。

综上所述，结直肠癌肝转移瘤多为乏血供肿瘤，临床表现缺乏特异性，增强MRI（Gd-BOPTA）检查有助于病变的早期检出，有利于提高结肠癌患者的生存率和延长生存期。

（蒋　涛　唐艳华　刘童瞳）

病例7　肾盂尿路上皮癌肝转移瘤

【病例介绍】

患者男，69岁。因"左侧肾盂尿路上皮癌术后、化疗后，靶向治疗中，检查发现肝占位"。既往史及个人史无特殊，无肝炎病史，查体无特殊发现。实验室检查：血常规：RBC 3.84×10^{12}/L，肿瘤标记物CA199 507.32U/ml，细胞角蛋白19片段（CYFRA21-1）51.44ng/ml。神经元烯醇化酶（NSE）25.89ng/ml。

【影像技术】

注射方式：经外周静脉注射Gd-BOPTA，剂量0.1mmol/kg，速率2ml/s；动脉期（注药后15～40秒）、门静脉期（60秒）及延迟期（3～5分钟）、肝胆期（90～120分钟）扫描，序列VIBE：TR 3.92ms，TE 1.9ms，层厚2.0mm，FoV 360mm，体素大小1.2mm×1.2mm×2.0mm，翻转角9.0deg，带宽440Hz/Px。

【MRI 表现】

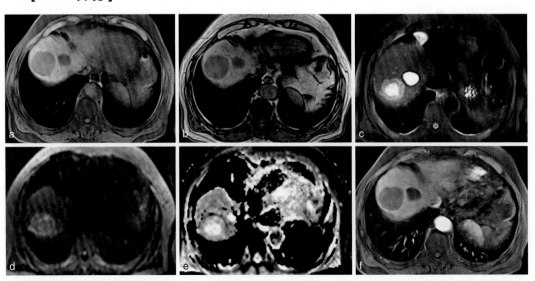

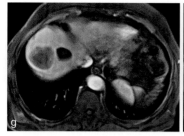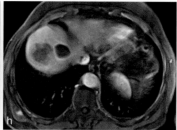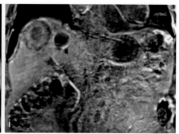

图2-3-7　肾盂尿路上皮癌肝转移瘤

69岁男性，肝实质内可见多发大小不等、不规则异常信号影，较大者位于肝右叶Ⅷ段，形态尚规则，边界清晰，大小约4.9cm×4.7cm。a.同相位；b.反相位T_1WI示病灶呈不均匀低信号；c.T_2WI示病灶T_2WI呈高信号；d.DWI；e.ADC示病变周边部分弥散受限，ADC值减低，中心部分未见明显弥散受限改变；f.动脉期示病灶边缘轻度强化；g.门静脉期；h.延迟期病灶见周边部分中度强化，中心部分未见明显强化改变；i.肝胆期冠状面图像示病变周边信号低于肝实质，中心部分呈环状等稍高信号，中央呈低信号

【手术结果】

手术名称　肾穿刺活检。

大体及镜检标本　灰白穿刺组织3条，左肾纤维性间质中间可见肿瘤细胞浸润，实性巢状排列，部分细胞胞浆透明，免疫组化：CK20（－），GATA3（＋），P63（＋），PAX8（－），CK（＋），VIM（－）。

病理诊断　结合免疫表型考虑尿路上皮癌。

【诊断要点】

肾盂尿路上皮癌肝转移瘤的诊断需要结合临床病史分析，该例肾盂尿路上皮癌肝转移瘤病例MRI（Gd-BOPTA）表现如下。

平扫　T_1WI呈低信号，T_2WI呈周边环状稍高信号，中央呈更高信号，DWI呈周边不均匀稍高信号，ADC图呈周边稍低信号，反相位病变未见明确信号减低。

增强　注射Gd-BOPTA后，动脉期周边部分轻度强化，门静脉期和延迟期周边部分中度强化，延迟期病变中心有始终无强化区域。肝胆特异期病变周边部分呈低信号，不摄取对比剂，中心部分造影剂渗入呈稍高信号，中央区呈低信号。

【病案点评】

该病例为既往肾盂尿路上皮癌患者，既往检查肝无病变，化疗后、靶向治疗中发现肝占位入院，结合临床病史，肝病变首先考虑转移瘤。

肾盂癌为起源于肾盂或肾盏上皮的恶性肿瘤，发病率较低，约占泌尿生殖系统恶性肿瘤的5%~7%，其中移行细胞癌最常见，少数为鳞状细胞癌或腺癌，多发生于40岁以上，男性多于女性。大多数肾盂癌为少血供肿瘤。

肝是最常见的恶性肿瘤转移部位之一。该病例肝病变呈动脉期轻度强化，门脉期和延迟期周边部分中度强化，考虑为少血供病变，中心部分持续无明显强化，提示坏死存在可能。肝胆特异期病变周边实性部分呈低信号，不摄取对比剂而形成特异性的"靶征"表现，中心部分造影剂逐渐渗入呈稍高信号，中央区呈低信号提示造影剂尚未完全渗入可能。

综上所述，少血供的肾盂癌肝转移瘤的诊断要结合临床病史及影像学检查，在有临床病史情况下超声、CT/MR定期检查可以帮助病变检出，并且结合MRI（Gd-BOPTA）肝胆特异期"靶征"的出现可以帮助诊断。

（蒋　涛　唐艳华　刘童瞳）

第四节　其他肝恶性肿瘤

病例 1　肝上皮样血管内皮瘤

【病例介绍】

患者男，35岁。因"体检超声发现肝稍低回声占位1周"，为明确诊断入院。患者一般状况良好，既往无肝炎病史，查体无特殊。实验室检查：肝功能、AFP、CEA、CA199、CA125均为阴性。

【影像技术】

注射方式：经外周静脉注射Gd-BOPTA，剂量0.2mmol/kg，注射速率2ml/s，动脉期（注药后12～30秒）、门静脉期（注药后54秒）、延迟期（注药后2～4分钟）、肝胆期（注药后60分钟），扫描序列T_1-VIBE-FS：TR 3.95ms，TE 1.92ms，层厚3mm，层间距0.6mm，FoV 360mm×280mm，矩阵320×240，翻转角9deg。

【MRI 表现】

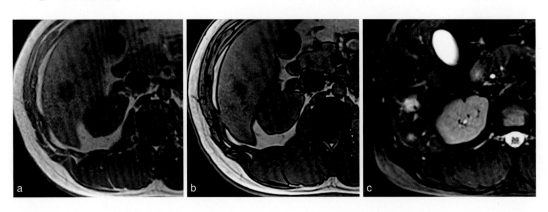

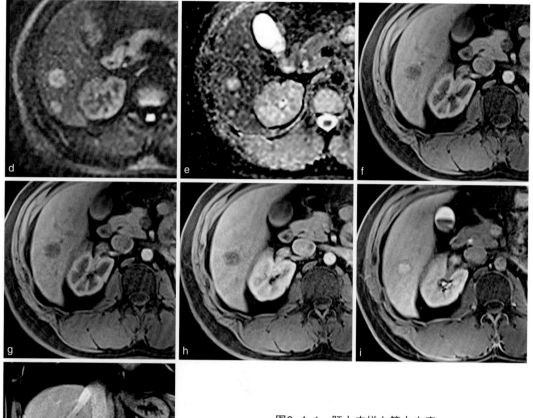

图2-4-1　肝上皮样血管内皮瘤

35岁男性，肝右叶后下段HEHE（多发），大者直径约2.2cm。a.同相位；b.反相位T_1WI示病灶呈低信号，边缘可见环状稍低信号；c.T_2WI-FS上病灶呈高信号，边缘可见环状稍高信号；d.DWI；e.ADC病灶边缘轻度弥散受限；f.增强动脉期病灶边缘轻度强化；g.静脉期；h.延迟期边缘强化较动脉期稍明显；i.肝胆期病灶中心明显强化，周边见环状相对低信号；j.延迟期冠状面图像见"棒棒糖征"

【手术结果】

手术名称　腹腔镜右肝Ⅵ段切除术，肠粘连松解+腹腔镜探查。

大体标本　肝右后叶下段大小不等病灶五个，直径0.5～2.5cm，质硬，切面呈灰白色。

免疫组织化学　肿瘤细胞CD31（＋）、CD34（＋）、ERG（＋）。

病理诊断　肝上皮样血管内皮瘤。

【诊断要点】

肝上皮样血管内皮瘤（hepatic epithelioid hemangioendothelioma，HEHE）的MRI表现具有较高的特异性，其MRI增强扫描（Gd-BOPTA）表现如下。

平扫　T_1WI呈低信号，T_2WI呈稍高、高信号，周围可见信号更低的"晕环征"。

增强 注射Gd-BOPTA增强扫描，动脉期多呈轻度环形强化或轻度不均匀强化，随着时间延长，静脉期及延迟期病灶强化呈渐进式或依旧轻度环形强化。肝胆期病灶中心明显或轻度强化，周边多呈相对低信号。

【病案点评】

该病例为青年男性，因体检发现肝占位入院，没有临床症状，病理结果为HEHE，其MRI表现较为典型。

HEHE是一种罕见的血管源性低度恶性肿瘤，介于血管瘤与血管肉瘤之间，发病率约为0.1/10万，男女患病比例2:3，发病平均年龄30~40岁。肿瘤主要由上皮样细胞组成，呈条索或卵巢状排列，其内含有大片黏液性或致密纤维间质，少数患者可见钙化；内皮因子CD31、CD34、FⅧRag因子至少一种表达为阳性。

影像学上HEHE有一定的特征，肿瘤可表现为单发结节或弥漫多发结节，多位于肝周边区域。由于纤维间质的牵拉，肝包膜皱缩表现为"包膜回缩征"；HEHE起源于静脉血管，容易侵及肝静脉或门静脉分支导致其管腔狭窄、发生闭塞终止于病灶的边缘，表现为"棒棒糖征"，可作为HEHE的重要诊断依据。CT扫描病灶呈低密度，中央可有更低密度区，部分病灶可有钙化，增强扫描强化方式与MRI类似，以周围环状强化为主。HEHE可单发也可多发，单发病灶需要与单发海绵状血管瘤、血管肉瘤、硬化性胆管癌鉴别；多发病灶则需要与转移瘤、多发海绵状血管瘤相鉴别。本例为多发结节，基本位于肝边缘，但未见"包膜回缩征"，MRI图像可见典型"晕环征"和"棒棒糖征"，Gd-BOPTA增强后，血管强化程度远高于病灶，呈明显高信号，使得"棒棒糖征"观察更加明显。

HEHE的影像学表现有一定的特征性，当出现上述典型影像特征且肿瘤标记物阴性时，要考虑到该肿瘤的可能性。

（刘文军 罗 敏 冯福婷）

病例2 原发性肝血管肉瘤

【病例介绍】

患者男，64岁。因"持续性右上腹隐痛5天，加重2天余"入院。5天前无明显诱因出现右上腹疼痛，持续性隐痛，平卧时加重，左侧位时缓解。患者一般情况良好，既往无肝炎病史，查体无特殊发现。实验室检查：血红蛋白 119g/L（130~175g/L），红细胞总数（RBC）3.54×10^{12}[参考值（4.3~5.8）×10^{12}]，红细胞比容（Hct）0.34（参考值0.4~0.5），谷氨酰转肽酶（GGT）326U/L（参考值10~60U/L），总胆汁酸15.2μmol/L（参考值0~14.0μmol/L），CA125 36.1U/ml（参考值0~35U/ml）、乙型肝炎及丙型肝炎抗原、AFP、CEA、CA199均为阴性。

【影像技术】

注射方式：经外周静脉注射Gd-BOPTA，剂量0.1mmol/kg，速率2ml/s；注药后依次获取动脉早期（15~25秒）、动脉晚期（25~30秒）、门静脉早期（45~60秒）、门静脉晚期（60~75秒）及延迟期（2分钟、3分钟、5分钟、10分钟）、肝胆期（120分钟）图像，序列LAVA：TR 3.7ms，TE 1.7ms，层厚5.0mm，FoV 360mm×360mm，翻转角12deg，带宽200Hz/Px。

【MRI 表现】

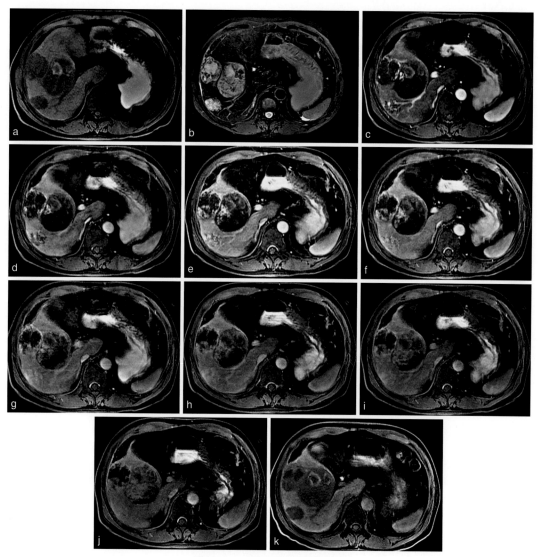

图2-4-2　原发性肝血管肉瘤

64岁男性，肝右叶3个不规则肿块，大小分别约6.9cm×5.1cm、5.4cm×3.4cm、2.3cm×2.0cm。a.T₁WI

示信号稍低，较大病灶内见斑片状、小环状高信号区；b.T$_2$WI示病灶T$_2$信号混杂，以高信号为主，其内见絮状、条带状、小结节状低信号区；c.动脉早期；d.动脉晚期，示病灶边缘多发斑片状、小结节状及网格状强化，肝右动脉分支增粗并进入部分病灶内；e.门静脉早期；f.门静脉晚期示病灶渐进性强化；g~j.延迟期（2分钟、3分钟、5分钟、10分钟），病灶进一步延迟强化，强化范围扩大，病灶内见多发斑片状无强化区；k.肝胆期示病灶相对于肝实质呈低信号，原较大病灶内小环形高信号出血灶变化不大。同时可见肝门部胆管内对比剂（Gd-BOPTA）填充

【手术结果】

手术名称　右半肝切除术+胆囊切除术。术中所见：肝形态未见异常，肝表面未见明显结节，肝肿物位于肝右叶，肿瘤压迫右肾上腺、下腔静脉，周边渗血明显，无法仔细分离。

大体标本　"右肝病灶"为灰红肿物，大者约7.0cm×6.5cm×6.5cm，边界欠清，可见囊性变及出血。

病理诊断　符合肝血管肉瘤。

【诊断要点】

肝血管肉瘤的MRI表现具有一定的特异性，MRI（Gd-BOPTA）表现如下。

平扫　T$_1$WI呈稍低信号为主，T$_2$WI呈高低混杂信号。病灶内信号不均匀，可见出血、坏死、囊变引起的异常信号灶。

增强　注射Gd-BOPTA后，动脉期病灶边缘可见多发斑片状强化及分隔状强化，门静脉期、延迟期病灶向心性强化，强化范围扩大。肝胆特异期信号混杂，主要表现为稍低信号，可见部分对比剂滞留，其内见更低信号囊变、坏死区及高信号出血区。

【病案点评】

该病例为老年男性，因"持续性右上腹隐痛5天"入院，术后病理诊断为肝血管肉瘤。其MRI表现类似血管瘤，与血管瘤不同之处在于边缘不规则，边界不清，信号成分复杂，强化形式多样。

肝血管肉瘤（primary hepatic angiosarcoma，PHA）又称血管内皮肉瘤、恶性血管内皮瘤，是一种罕见的间质性肝恶性肿瘤，占原发性肝恶性肿瘤的2%，本病老年人多发，发病高峰年龄为60~70岁，以男性多发，男女比例约为（3~4）:1。目前病因尚不清楚，多认为与致癌物质如二氧化钍、氯乙烯、砷等的接触、电离辐射、口服避孕药、类固醇等有关，另外本病与血色素沉着病、血色病或神经纤维瘤病等有关。临床表现无特异性，常以上腹部胀闷、隐痛不适为主，实验室检查多无特殊。肿瘤按照形态分为4种类型：弥漫微小结节型、弥漫多结节型、巨块型和混合型。国内以单发巨块型居多，国外则以弥漫多结节型及混合型居多。本病恶性程度很高，预后差，可发生肺或骨转移。多数患者发现时失去手术机会，治疗多采用化疗或放疗。

PHA起源于肝血窦血管内皮细胞，以多中心起源为主，肿瘤细胞沿原有的血管腔隙

在肝窦内生长，破坏肝细胞和肝板，最终形成不规则管腔结构。管腔内衬的瘤细胞阻塞管腔可见出血坏死，且多种形态的管腔分布于肿瘤不同位置，因此在增强扫描动脉期，对比剂迅速进入血管肉瘤内各个不同位置的管腔内，导致肿瘤出现与血管瘤不同的"非周边强化"特点。

PHA影像学表现无特异性。CT平扫表现为低密度，均匀或不均匀，巨块型多有坏死及出血，相应可见液性低密度灶及高密度影。MRI平扫信号不均匀。增强扫描表现多样：①结节样及不伴有液化坏死的肿块样病灶，动脉期呈多中心片状强化，密度/信号高于周围肝实质而低于动脉，门静脉期、延迟期向心性、渐进性强化，延迟期呈等或稍高密度/信号；②多结节样病灶，动脉边缘呈不规则局灶性、结节样或环形强化，强化呈向心性、渐进性，强化特征与肝血管瘤相似；③巨块型病灶呈渐进性不规则强化，肿瘤实质密度/信号低于周围正常肝实质；④弥漫浸润型病灶及二氧化钍引起的肝血管肉瘤可始终表现为低密度；⑤延迟扫描有些病灶内可见液-液平面，提示肿瘤内出血，多见于结节样病灶。

由于肿瘤内管腔结构的多中心分布特征，在增强扫描动脉期可以表现为多中心强化，有助于其与其他恶性肿瘤及血管瘤的鉴别诊断。肿瘤内出血、坏死、囊变、钙化在延迟期可表现为持续不强化的区域。因此，可与向心性延迟强化的血管瘤鉴别，肝胆特异期常表现为更为复杂的信号特征，可见部分对比剂滞留表现。因此，MRI（Gd-BOPTA）增强扫描可提高PHA的诊断准确率，并可与血管瘤及其他肝恶性肿瘤进行更准确的鉴别诊断。

（王　劲　戎黛琳　谢斯栋）

病例 3　原发性肝神经内分泌肿瘤

【病例介绍】

患者男，46岁。因"发现右肝占位1周"入院。患者一般情况良好，既往乙型肝炎阴性，查体无特殊发现。实验室检查：AFP、CA199、异常凝血酶原等阴性。

【影像技术】

采用GE optima MRI 360，场强1.5T，配八通道腹部表面线圈。患者扫描前禁食禁水4小时，扫描前训练患者呼吸。仰卧于检查床上，足先进。造影剂采用Gd-BOPTA 0.1mmol/kg，经高压注射器注入肘正中静脉，流速2.0ml/s。增强扫描时间为：注射造影剂后动脉期22~25秒，门脉期50~60秒，延迟期90~120秒，肝胆期60~90分钟。

平扫　横断T_1WI采用梯度双回波序列，呼气末屏气，TR/TE=190/4.3ms，层厚8mm，层间隔2mm，矩阵=256×160，FoV=44cm×40cm。横断T_2WI采用快速自旋回波序列，压脂，使用呼吸门控，TR/TE=7059/85ms，层厚8mm，层间隔2mm，矩阵=320×224，FoV=44cm×40cm。DWI：b=600s/mm²，屏气扫描，TR/TE：3000/74ms，层厚8mm，层间隔2mm，矩阵128×160，FoV 44cm×40cm。

增强　横断面采用三维LAVA技术，TR/TE：3.6/1.7，层厚/层间距：5/2mm，矩阵256×192，FoV 40cm×44cm。肝胆期加扫冠状面，参数同增强扫描。

【MRI 表现】

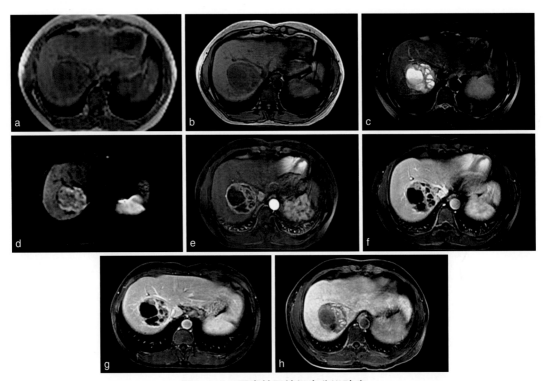

图2-4-3　原发性肝神经内分泌肿瘤

46岁男性，肝右叶膈下见大小约6.0cm×6.8cm异常信号影。a.T₁WI同相位呈稍低信号，其内见更低信号；b.T₁WI反相位信号稍低；c.T₂WI呈混杂稍高信号，其内见多发囊性T₂WI高信号结节影，其内见"液平"；d.DWI示病灶呈不均匀高信号；e.动脉期示明显环状不均匀强化；f.门静脉期；g.延迟期示实性部分信号略减低；h.肝胆期示信号稍低于肝实质，其内囊性成分内见造影剂显示

【手术结果】

手术名称　右肝切除术。

术中所见　肝质地较韧，色暗红，边缘顿，肝表面呈中度小结节肝硬化改变。肿瘤位于肝右叶（Ⅶ段、Ⅷ段），质硬。

大体标本　肝标本大小约16.8cm×11cm×5.2cm，切面可见灰白色肿块，大小约7.6cm×6.8cm，周边有纤细包膜，有出血坏死。

病理诊断　（肝右叶）神经内分泌肿瘤，G2。

【诊断要点】

原发性肝神经内分泌肿瘤（primary hepatic neuroendocrine tumor，PHNET）的MRI表现不具有较高的特异性，其MRI（Gd-BOPTA）表现如下：

平扫　T_1WI呈相对低信号或低、高混杂信号，T_2WI中呈均匀或不均匀高信号。

增强　典型者表现为富血供，增强后明显强化，门静脉及延迟期表现为多样性。

【病案点评】

神经内分泌肿瘤（neuroendocrineneoplasm，NEN）好发于胃、肠、胰及支气管肺系统。肝NEN多为胃肠道、胰腺、肺等部位转移所致，原发于肝者较为少见。关于PHNET的具体起源，仍有很多争议，但多数学者认同其可能起源于肝毛细胆管内的神经内分泌细胞或异位的胰腺或肾上腺。

根据2010年消化系统肿瘤WHO分类神经内分泌肿瘤分级标准，肝 NEN可分为分化良好的神经内分泌瘤（neuroendocrine tumor，NET）G1、G2和分化不良的神经内分泌癌（neuroendocrinecarcinoma，NEC）G3。

PHNET可单发或多发，G1级肿瘤以单发为主，而恶性程度较高的G3级肿瘤更加倾向于多发病灶，或者一个较大病灶周围出现多发子灶。G1级病灶信号均匀，G2级病灶及G3级病灶信号不均。T_1WI及T_2WI病灶内部信号不均提示局部出现囊变、液化坏死、出血及凝固性坏死等。PHNETs的动态增强表现文献报道相对较多，多数学者认为PHNET肝动脉血供丰富，绝大部分在动脉期明显强化，但门脉期及延迟期强化特点争议较大。较大病灶动脉期可见周边环形强化和轻度不均匀强化，而小病灶以环形和明显均匀强化为主。门脉期和延迟期病灶呈持续强化或部分廓清。增强扫描动脉期肿瘤实质强化及其程度与肿瘤血供丰富与否有关；延迟期对比剂迅速廓清和病灶富血供及中心坏死有关；病灶渐进式强化和纤维组织增生有关。

综上所述，PHNET影像表现具有一定特征。随着肿瘤病理分级提高，肿瘤内部信号逐渐不均匀，坏死和出血常见。增强扫描动脉期肿瘤强化特点与肿瘤大小相关，门脉和延迟期病灶呈持续强化或部分廓清。

（贾宁阳　潘兴朋　霍　雷　夏金菊）

病例4　肝淋巴瘤

【病例介绍】

患者男，61岁。因"乙型肝炎病史10余年，体检发现肝占位3天"入院。患者一般情况良好，既往乙型肝炎病史10年余，查体无特殊发现。实验室检查：乙型肝炎抗原阳性，CA199、AFP、CEA、CA125、肝功能均为阴性。

【影像技术】

注射方式：经外周静脉注射Gd-BOPTA，剂量0.1mmol/kg，速率2ml/s；动脉期（注药后15～30秒）、门静脉期（45～75秒）及延迟期（3分钟）、肝胆期（90分钟）扫描，序列LAVA：TR 6.4ms，TE 3.1ms，层厚5mm，层间距 2.5mm，FoV 32cm×36cm，翻转角12deg，带宽200Hz/Px。

【MRI 表现】

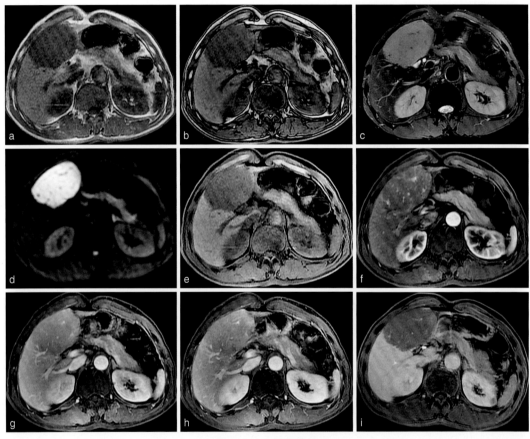

图2-4-4　肝淋巴瘤

61岁男性，肝右叶原发性淋巴瘤，大小约7.2cm×6.7cm，边界清楚。a.同相位；b.反相位T₁WI示病灶呈均匀低信号，在反相位图像上信号未见明显减低；c.T₂WI示病灶呈均匀稍高信号；d.DWI示肝内病灶呈明显均匀高信号；e.T₁WI平扫序列示病灶呈均匀稍低信号；f.动脉期示轻度均匀强化；g.门静脉期；h.延迟期示渐进性均匀强化，强化程度低于肝实质，瘤内见多发血管影穿行，未见明显受侵征象；i.肝胆期示病灶信号明显低于周围肝实质，可见少量对比剂滞留

【手术结果】

手术名称　腹腔镜下肝肿物切除+胆囊切除术。术中所见：肝肿物位于肝S4/5，直径约8cm，边界不清，米黄色，无明显突出肝表面，其余肝无明显萎缩变形，边缘圆钝。

大体标本　大小约11cm×10cm×8cm的灰黄肝组织一块，切面紧邻肝切缘可见大小约8.5cm×8cm×7cm的肿物一个，肿物边界不清，灰黄、质中，略呈细小多结节状；表面附着大小约9cm×3cm×3cm的胆囊一个，部分胆囊与肿物粘连密切，浸润胆囊壁。

病理诊断　黏膜相关淋巴组织结外边缘区淋巴瘤。

【诊断要点】

肝淋巴瘤影像学表现具有较高的特异性，其MRI（Gd-BOPTA）表现如下。

平扫　肝淋巴瘤在T_1WI上呈稍低信号，T_2WI上呈稍高信号，DWI呈稍高信号，信号均匀，其内可见正常的血管穿行，未见明显囊变、出血或坏死。

增强　注射Gd-BOPTA后，增强扫描动脉期呈渐进性轻中度强化，强化较均匀，强化程度低于周围肝实质，门静脉期及延迟期仍强化稍低，肿瘤包绕肝内小血管生长，未见明显血管受侵征象，肝胆特异期肿瘤呈明显低信号。腹腔及腹膜后未见明显肿大淋巴结。

【病案点评】

该病例为中老年男性，因"体检发现肝右叶占位"入院，术后病理诊断为肝黏膜相关淋巴组织（mucosa-associated lymphoid tissue，MALT）结外边缘区淋巴瘤。

肝淋巴瘤是一种比较少见的疾病，发病率低，可发生于任何年龄，以中老年男性常见，临床症状没有明显的特异性，部分患者可以出现右上腹痛，不适感，体重下降，并伴有一定发热症状，一般肿瘤标记物不升高。肝淋巴瘤分为原发性和继发性2种类型，本例属原发性肝淋巴瘤（primary hepatic lymphoma，PHL），较继发性更为少见，其病因和发病机制尚不清楚。已有国外学者Bronowicki JP等表示乙型肝炎病毒/丙型肝炎病毒诱发的慢性活动型肝炎在PHL发生、发展中起重要作用，但肝MALT淋巴瘤是否与长期慢性病毒性肝炎有关系还需要进一步考证。

肝淋巴瘤由于临床表现不典型，其诊断主要依靠影像学检查：①超声是筛选PHL的首选检查，彩色超声检查表现为肝内低回声实质光团，形态欠规则的占位性病变。②CT/MRI是诊断肝淋巴瘤的主要手段。其典型的CT表现为密度十分均匀，在增强后呈轻度强化，门静脉期及延迟期持续性强化，在肿瘤内的血管无明显受侵是其主要特征表现。MRI动脉期、门静脉期及延迟期强化表现与CT类似，肿瘤信号均匀，在肝胆特异期无对比剂摄取，呈明显低信号，DWI序列呈明显高信号，这是由于病理上淋巴瘤细胞排列致密，核浆比高，核异型性显著，导致水分子扩散运动明显受限所致。

综上所述，肝淋巴瘤临床表现无特异性，联合CT和MRI（Gd-BOPTA）检查有助于明确诊断。

（王　劲　孙　琳　谢斯栋）

病例5　肝母细胞瘤

【病例介绍】

患者女，3个月零2天。因"发现右肝占位2天"入院。患者一般情况良好，既往有"蚕豆病"病史。查体：腹稍隆，右侧肝缘近脐平，肝缘钝。实验室检查：AFP ＞60 500ng/ml（参考值0～13.6ng/ml）；神经元特异性烯醇化酶 31.04ng/ml（参考值 0～16.3ng/ml）；细胞角蛋白19片段 3.6ng/ml（参考值 0～3.3ng/ml）；乙型肝炎病毒表面抗体及e抗体阳性；生化检查：ALT 51U/L（参考值7～40U/L），AST 135U/L（参考值13～35U/L）。

【影像技术】

注射方式：经外周静脉注射Gd-BOPTA，剂量0.1mmol/kg，速率2ml/s；动脉期（注药后20秒）、门静脉期（60秒）及延迟期（2分钟）、肝胆期（90分钟）扫描，序列VIBE：TR 3.9ms，TE 1.4ms，层厚3.0mm，FoV 250mm×380mm，体素大小1.7mm×1.2mm×3.0mm，翻转角9.0deg，带宽400Hz/Px。

【MRI 表现】

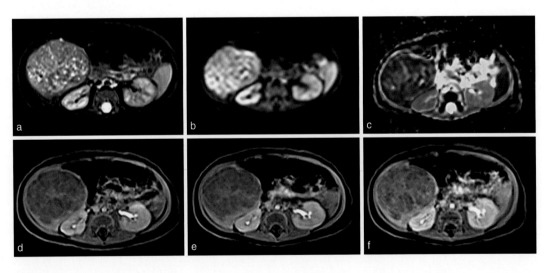

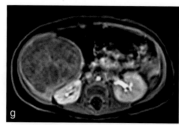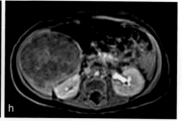

图2-4-5　右肝肝母细胞瘤

女性，3个月零2天，右肝肝母细胞瘤，大小约6.1cm×4.9cm×5.9cm。a.T$_2$WI示病灶呈不均匀高信号，内见多个细小囊样高信号，病灶周围见完整假包膜；b.DWI；c.ADC示部分病灶弥散受限；d.T$_1$WI示病灶呈不均匀低信号，内见纤维瘢痕；e.动脉期；f.门静脉期；g.延迟期示肝母细胞瘤呈网格样强化，囊性部分未见强化，纤维瘢痕延迟强化，包膜呈持续性强化；h.肝胆期示病灶呈相对低信号

【手术结果】

手术名称　右肝楔形切除术。术中见右肝叶脏面可见一实质性肿物，球形，质硬，质地脆，边界尚清。

大体标本　右肝巨大肿瘤：大小8.0cm×6.5cm×6.0cm，切缘面积7.0cm×5.5cm。切开，紧靠被膜及切缘见一肿物，大小6.0cm×5.5cm×5.0cm。切面呈灰白，质较软，见多量扩张血管。

病理诊断　肝母细胞瘤（胚胎型）。

【诊断要点】

肝母细胞瘤的MRI（Gd-BOPTA）表现如下。

平扫　病灶多位于肝右叶，多为单发，多为外生性生长。胚胎型肝母细胞瘤信号均匀，混合型肝母细胞瘤信号混杂，T$_1$WI呈低信号，T$_2$WI呈高信号。T$_2$WI显示瘤内可见多个细小囊状高信号影，伴周围低或等信号线样纤维瘢痕，呈"石榴样"改变。病灶多具有完整假包膜，T$_2$WI呈环形低信号影。

增强　注射Gd-BOPTA后，肿瘤内部呈网格样强化，液化坏死区无强化，纤维瘢痕延迟强化，包膜持续性强化。瘤周可见绕行的肝血管影，多受压移位。

【病案点评】

该病例为女婴患者，因"发现右肝占位2天"入院，术后病理诊断为胚胎型肝母细胞瘤。其发病年龄及实验室检查（AFP显著升高）均十分典型。MRI影像表现较为典型，T$_2$WI图像可见瘤内多个细小囊状高信号及纤维瘢痕，瘤周完整假包膜，注射Gd-BOPTA后见肿瘤网格样强化，囊性部分无强化，纤维瘢痕延迟强化。

肝母细胞瘤是主要发生于儿童的肝胚胎性恶性肿瘤。病灶多表现为外生性单发肿块，具有完整假包膜，多伴坏死及囊性变。肝母细胞瘤分为胚胎型与混合型，胚胎型信号均匀，混合型信号混杂，T$_2$WI图像病灶内见多个细小囊样高信号影，呈"石榴样"改变。病灶内见T$_1$WI等信号、T$_2$WI等/低信号的纤维瘢痕，由纤维结缔组织和小血管组成。增强后病灶囊性部分无强化，纤维瘢痕延迟强化，呈网格样改变。肝胆期肝细胞对Gd-BOPTA再摄取，但由于病灶无正常肝细胞，无法摄取对比剂，因此呈相对低信号。

综上所述，肝母细胞瘤临床表现特异，使用肝细胞特异性对比剂Gd-BOPTA有助于病灶进一步明确诊断。

（曹代荣　吴吟晨）

第三章 | 肝细胞癌诊疗后评价

第一节　肝细胞癌术后

病例 1　肝细胞癌肝内复发

【病例介绍】

患者女，65岁。原发性肝癌术后1年余，术后病理提示HCC（Ⅱ级），伴大片坏死，大小约3.8cm×2.8cm×2cm，浸透肝被膜至膈肌，未见脉管癌栓，病理分期pT_2。术后定期复查。患者一般情况良好，既往肝炎病史40余年，查体无特殊发现。实验室检查：AFP 1.24ng/ml（参考值 0 ~ 7.0ng/ml）；血清铁蛋白（ferr）238.0μg/L（参考值13.0 ~ 150.0μg/L）；肝功能、CA199、CEA、CA125均为阴性。

【影像技术】

注射方式：经外周静脉注射Gd-BOPTA，剂量0.1mmol/kg，速率2ml/s；动脉期（注药后15 ~ 40秒）、门静脉期（60秒）及延迟期（3 ~ 5分钟）、肝胆期（90分钟）扫描，序列LAVA：TR 3.92ms，TE 1.9ms，层厚2.0mm，FoV 400mm，体素大小1.2mm×1.2mm×2.0mm，翻转角9.0deg，带宽440Hz/Px。

【MRI 表现】

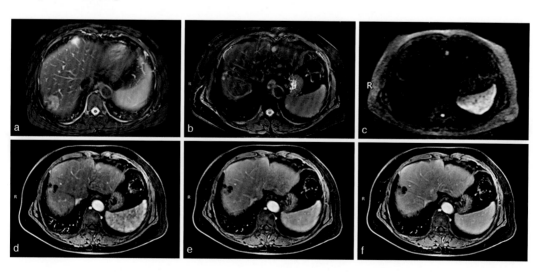

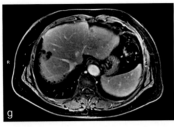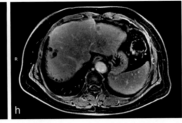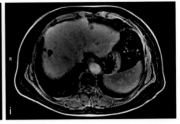

图3-1-1 HCC肝内复发

65岁女性，肝Ⅶ段HCC切除术后复查发现肝内复发。a.术前初治T₂WI示肝Ⅶ段稍长T₂信号病灶，直径约3.8cm；b.术后复查T₂WI示肝左叶新发病灶；c.DWI示偏前方病灶呈高信号，后方病灶等信号；d~i.增强扫描偏前方结节可见"快进快出"强化，肝胆特异期呈低信号；偏后方结节动脉期可见轻度稍高强化，门脉期及延时扫描呈等信号，肝胆特异期见病灶信号低于邻近肝实质

【手术结果】

手术名称 腹腔镜左半肝部分切除术。右半肝部分切除术后，肝明显结节样硬化；左肝内见结节灶。

大体标本 肝左叶部分切除术后，一侧为离断面，余为肝被膜。病灶2枚，较大约2cm，切面为灰黄绿，实性，质中，距切缘最近约0.5cm。

病理诊断 肝细胞肝癌，Ⅱ级。

【诊断要点】

HCC肝内复发具有与HCC同样的影像学表现，其MRI（Gd-BOPTA）表现如下：

平扫 HCC在T₁WI上呈等或稍低信号；在T₂WI上，FNH呈稍高、混杂高信号。部分含有脂肪变性的HCC反相位信号减低。

增强 注射Gd-BOPTA后，动脉期迅速明显强化，门静脉期、延迟期病灶迅速廓清、强化较动脉期明显减弱。HCC在肝胆特异期主要表现为低信号，少数高分化HCC可表现为等-稍高信号。

DWI 多数病灶在扩散加权序列呈高信号，但由于信噪比较低、受到邻近器官运动伪影的影响可表现为等信号。

【病案点评】

该病例为老年女性，既往HCC手术史明确，术后病理诊断为HCC（pT₂）。术后定期体检发现HCC肝内复发，其MRI影像表现较为典型，尤其是肝胆期未见病灶摄取Gd-BOPTA。

在慢性肝病背景下，肝癌的发生、发展和肝内复发都是一个多因素、多步骤的过程，从肝硬化结节经过DN，发展成为小肝癌（直径＜3cm）。影像学的诊断目标是能够及早对肝癌做出诊断，对提高临床手术切除率和改善预后至关重要。在肝硬化患者中，病灶"快进快出"强化与门脉期和（或）延迟期的"廓清"依然是肝癌影像诊断标准。

肝胆特异性对比剂与常规对比剂Gd-DTPA相比，其肝胆期提供了额外的诊断信息，尤其是对于门脉期及延迟期"廓清"不典型的早期HCC病灶。大部分肝癌细胞由于失去了正常肝细胞，不具备摄取肝细胞特异性对比剂的能力而表现为低信号；而DN仍然表现为高信号。文献报道仅5%的肝癌（中到高分化肝癌）于肝胆期表现为高信号。因此，根据DN和早期肝癌在肝胆期的不同信号特点可对两者进行鉴别。而目前常用的影像学诊断方法包括超声、增强CT等对直径＜2cm的肝癌结节往往难以做出准确诊断。

DWI因其检出病灶的高敏感度被广泛应用于全身各个部位。肝癌结节具有更高细胞密度，细胞膜的去极化遭到破坏，组织内水分子的弥散受限，因此大部分肝癌组织内水分子弥散受限，在DWI图像上表现为高信号。但是DWI易受周围运动器官的影响，信噪比较低；同时，在慢性肝病背景下，肝实质亦表现为扩散受限，从而可能掩盖肝癌病灶。应用肝细胞特异性对比剂的肝胆期图像，癌检出率优于DWI，尤其是对≤1cm的微小肝癌的检出。同时，在肝胆期出现低信号的癌结节有更高复发率和更低的生存率。总之，DWI作为肝MRI常规序列的补充可以有效地提高小肝癌的检出。

综上所述，HCC肝内复发影像表现具有较典型影像学表现，联合DWI和MRI（Gd-BOPTA）检查有助于明确诊断。

（孙应实　朱海滨　张晓燕）

病例 2　肝细胞癌肝内复发、肝外转移

【病例介绍】

患者男，72岁。原发性肝癌术后3年余，术后病理提示HCC，中分化，大小约4cm×2.5cm×2.2cm，可见脉管癌栓形成，切缘未见癌组织。术后未行定期复查。近期患者自觉右上腹疼痛、间断出现，伴体重下降2kg。既往肝炎病史20余年，查体无特殊发现。实验室检查：AFP 1746ng/ml（参考值 0～7.0ng/ml）；CA199、CEA、CA125均为阴性。

【影像技术】

注射方式：经外周静脉注射Gd-BOPTA，剂量0.1mmol/kg，速率2ml/s；动脉期（注药后15～40秒）、门静脉期（60秒）及延迟期（3～5分钟）、肝胆期（90分钟）扫描，序列LAVA：TR 3.92ms，TE 1.9ms，层厚2.0mm，FoV 400mm，体素大小1.2mm×1.2mm×2.0mm，翻转角9.0deg，带宽440Hz/Px。

【MRI 表现】

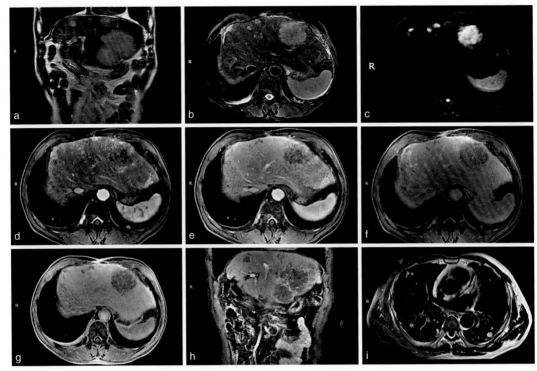

图3-1-2   HCC术后肝内复发、腹腔多发淋巴结转移、双肺多发转移

a.冠状面T$_2$WI示肝内多发结节及肿物、肠系膜根部肿大融合淋巴结；b.轴位T$_2$WI示肝左右叶多发结节灶呈稍长 T$_1$、稍长T$_2$信号；c.DWI图像，病灶可见明显扩散受限、DWI高信号；d.动脉期示病灶明显早期不均匀强化，病灶边缘及肝左叶见多发早期灌注异常；e.门静脉期；f.延迟期示病灶强化减弱、退出，灌注异常在延时扫描呈等强化；g.肝胆期示病灶信号低于肝实质；h.延时期冠状面示肠系膜根部多发淋巴结转移，可见坏死及囊变；i.扫及轴位T$_2$WI示双肺多发转移结节

【手术结果】

手术名称：DSA引导下肝动脉造影+碘油栓塞术。术中所见：动脉早期见血管走行异常，动脉晚期可观察肿瘤染色，同时超选可疑肿瘤供血动脉，注入碘油。

【诊断要点】

HCC肝内复发具有与HCC同样的影像学表现，其MRI（Gd-BOPTA）表现如下。

平扫   HCC在T$_1$WI呈等或稍低信号，较大的病灶内可见短T$_1$出血信号；在T$_2$WI上，HCC呈稍高、混杂高信号，较大病灶内可见坏死、囊变区。

增强   注射Gd-BOPTA后，动脉期迅速明显强化，门静脉期、延迟期病灶迅速廓清呈"快进快出"样强化；病灶内坏死、囊变及出血区未见强化。较大病灶可合并门静脉瘤栓形成。HCC在肝胆特异期通常表现为低信号，少数高分化HCC可表现为等-稍高信号。一过性灌注异常在增强扫描动脉期可见早期强化，门脉及延时扫描呈等信号，肝胆期呈等信号。

【病案点评】

该病例为老年男性，既往HCC手术史明确，术后病理诊断为HCC。术后3年因右上腹不适发现HCC肝内复发、肝外转移（肝门及腹腔多发淋巴结转移、多发骨转移、双肺多发转移），其MRI影像表现较为典型。

肝细胞癌淋巴结转移在临床上并非罕见，常见于中晚期及低分化型肝癌，早期肝癌出现淋巴结转移的报道少见。文献报道肝细胞肝癌区域淋巴结转移率为5%～7%。肝癌淋巴结转移主要发生在肝十二指肠韧带、胰腺后方及肝总动脉旁，少数也可转移至腹腔、腹膜后。文献提示肝硬化、AFP水平、肿瘤分化程度、门静脉癌栓、肿瘤包膜等因素均与肝癌淋巴结转移的发生有一定相关性。如既往研究提示，肝硬化的患者更易发生淋巴结转移，这可能与肝炎症、肝硬化等导致肝结构失常，淋巴液回流受阻，从而更容易导致淋巴结转移。肝癌淋巴结转移在影像上表现为局部淋巴结肿大，直径大于1cm，密度/信号混杂，边缘模糊，DWI高信号等。对于单个淋巴结转移（含同时性和异时性）患者，淋巴结切除术可以延长生存期。但对于肝癌伴多发淋巴结转移的患者，即使行肝切除与区域淋巴结清扫，其预后仍然极差。既往的多发淋巴结转移患者行淋巴结清扫后，其生存率并未显著优于不行淋巴结清扫的患者

在肝硬化背景下，典型的一过性灌注异常也常见于动脉期，主要表现为动脉期明显的区域性异常强化，内可含有正常血管走行，静脉期及延迟期多呈等信号。根据一过性灌注异常的形态可分为结节形及非结节形：非结节性的灌注异常可成楔形、片样或不规则形，多数位于肝包膜下，诊断一般不困难；结节样灌注异常有时与富血供HCC在影像学存在相似之处，特别是当HCC结节体积较小时，不一定都会表现出所谓"快进快出"的典型强化方式，增加了误诊的可能。结合肝胆特异性对比剂有助于对两者进行鉴别诊断：HCC在肝胆特异期呈明显低信号，而灌注异常绝大多数呈现等信号。这是由于灌注异常仅仅是动-门脉血供配比发生变化，局部肝细胞的正常功能并未发生改变，依然可以特异性地摄取对比剂。

综上所述，HCC肝内复发、肝外转移影像表现具有较典型影像学表现。同时 MRI（Gd-BOPTA）检查有助于HCC和一过性灌注异常的鉴别诊断。

（孙应实　朱海滨　张晓燕）

第二节　微创治疗后

病例 1　肝癌 TACE+ 消融术后，肝内病灶无复发

【病例介绍】

患者男，55岁。以"肝右叶占位"入院，于2017年查肝MRI，考虑"肝右叶前段原发性肝癌（primary hepatic carcinoma，PHC）"后行经动脉化疗栓塞（transarterial chemoembolization，TACE）及射频消融治疗。于2018年复查肝MRI提示"肝右叶前段PHC介入栓塞及射频治疗后改变，病灶无复发"。

【影像技术】

扫描序列包括常规的轴位T_2WI脂肪抑制序列、DWI、ADC，以及LAVA多期动态增强扫描。其中序列LAVA：TR 4.2ms，TE 1.6ms，层厚5.0mm，FoV 400mm×360mm，翻转角12.0deg，带宽199Hz/Px。

注射方式：经外周静脉注射Gd-BOPTA，剂量0.1mmol/kg，速率2ml/s；动脉期（注药后15～40秒）、门静脉期（60秒）及延迟期（3～5分钟）、肝胆期（100～120分钟）扫描。

【MRI 表现】

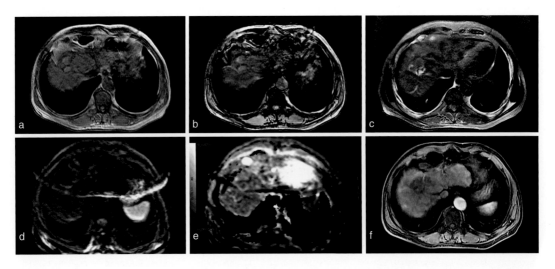

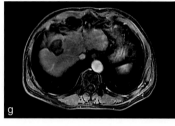 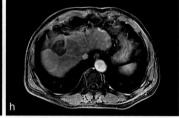 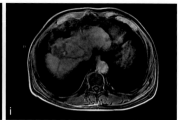

图3-2-1　肝癌TACE+消融术后

63岁中老年男性，肝右前叶占位，大小约45mm×55mm×45mm，，病灶经介入治疗（栓塞+射频）后，T₁WI上病灶呈等、稍高信号，T₂WI上病灶呈等、稍高信号，同反相位无明显差异，DWI呈等、低信号，ADC呈等、高信号，增强后各期病灶未见异常强化

【诊断要点】

原发性肝癌介入治疗后，病灶未见复发，在MRI上表现如下。

MRI平扫　病灶在T_1WI多呈等、高信号，在T_2WI上常呈等、低信号；DWI呈等、低信号，ADC呈等、高信号。

MRI增强　各期无强化，呈相对低信号。

【病案点评】

该病例为中老年男性，确诊为"原发性肝癌介入治疗后"病灶无复发，其MRI影像上表现较为典型。

原发性HCC是起源于肝细胞的恶性肿瘤，大多数具有肝硬化背景，好发于30～60岁，男性多见，其大体类型分为：巨块型、结节型、弥漫型；病灶一般呈膨胀性生长，生长速度较慢，压迫周围组织或引起周围组织纤维化反应，包绕肿瘤，形成假包膜。

本病早期多无临床症状，一般根据AFP及影像学检查而被发现，到中晚期可出现肝区疼痛、腹胀、消瘦乏力、腹部包块、黄疸等症状；早诊断，早治疗，对病情预后有良好作用。

MRI是诊断原发性肝细胞癌的重要手段：MRI表现为T_1WI常呈低或等信号，T_2WI呈稍高信号（坏死、出血常导致信号不均匀），DWI呈高信号；MRI增强：动脉期快速明显强化，门脉期及平衡期、肝胆期强化呈明显减退，并可见延迟强化的假包膜，呈典型的"速升速降"型的强化方式及假包膜的形成。

另外，MRI亦是判断原发性肝细胞癌的介入治疗后病灶有无复发、存活的重要手段：MRI表现为T_1WI呈等、高信号，T_2WI呈等、低信号，DWI呈等、低信号，ADC呈等、高信号；MRI增强后无强化，可判断病灶无复发、存活；若T_1WI呈低信号，T_2WI呈高信号，DWI呈高信号，ADC呈低信号，MRI增强后动脉期明显强化，门静脉期及平衡期、肝胆期强化程度减退，呈相对低密度，则表示病灶复发、存活。

综上所述：原发性肝细胞癌早期多无临床症状，根据AFP联合MRI增强扫描有助于疾病的诊断及治疗效果的评价。

（陈向荣　何小波　朱聪辉）

病例2　肝癌 TACE+ 消融术后复发

【病例介绍】

患者男，63岁。2014年查肝MRI，考虑"肝右后叶下段原发性肝癌"，行TACE及射频消融治疗。于2018年复查肝增强MRI提示"肝右后叶下段病灶呈边缘型复发"。

【影像技术】

扫描序列包括常规的轴位T₂WI脂肪抑制序列、DWI、ADC，以及LAVA多期动态增强扫描。其中序列LAVA：TR 4.2ms，TE 1.6ms，层厚5.0mm，FoV 400mm×360mm，翻转角12.0deg，带宽199Hz/Px。

注射方式：经外周静脉注射Gd-BOPTA，剂量0.1mmol/kg，速率2ml/s；动脉期（注药后15~40秒）、门静脉期（60秒）及延迟期（3~5分钟）、肝胆期（100~120分钟）扫描。

【MRI 表现】

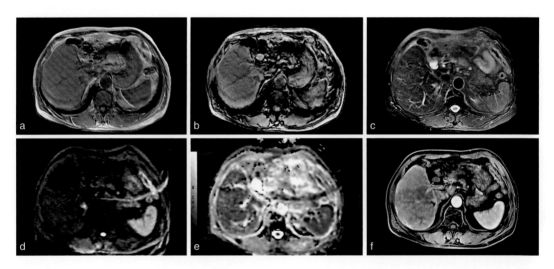

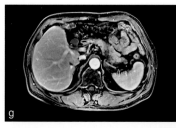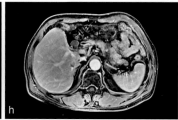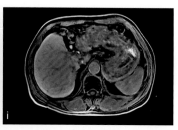

图3-2-2　肝癌TACE+消融术后复发

63岁中老年男性，肝右后叶下段占位，病灶最大径约12mm。经介入治疗（射频）后，病灶前内侧方见T_1稍低、T_2高信号结节影，同反相位无明显差异，DWI呈高信号，ADC呈低信号，增强后动脉期呈明显强化，门静脉期及平衡期、肝胆期呈相对低信号

【诊断要点】

原发性肝癌介入治疗后，病灶呈边缘型复发，在MRI上表现如下。

MRI平扫　T_1WI呈低信号，T_2WI呈中心低、边缘高信号，DWI呈中心低、边缘高信号，ADC呈中心高、边缘低信号。

MRI增强　动脉期明显强化，门静脉期及平衡期、肝胆期强化程度减退，呈相对低信号。

【病案点评】

该病例为中老年男性，确诊为"原发性肝癌介入治疗后"病灶边缘型复发，其MR影像上表现较为典型。

余见本节病例3。

（陈向荣　何小波　朱聪辉）

病例3　肝癌 TACE 术后，肝内无复发

【病例介绍】

患者男，48岁。以"确诊肝癌1年余"为主诉入院。患者1年余前完善相关检查，确诊"原发性HCC"，行"TACE"。术后多次复查肝MRI增强扫描均未见明显肿瘤存活或复发，今再入院复查。

【影像技术】

扫描序列包括常规的轴位T_2WI脂肪抑制序列、DWI、ADC，以及LAVA多期动态增强扫描。其中序列LAVA：TR 4.2ms，TE 1.6ms，层厚5.0mm，FoV 400mm×360mm，翻转角12.0deg，带宽199Hz/Px。

注射方式：经外周静脉注射Gd-BOPTA，剂量0.1mmol/kg，速率2ml/s；动脉期（注

药后15～40秒）、门静脉期（60秒）及延迟期（3～5分钟）、肝胆期（100～120分钟）扫描。

【MRI 表现】

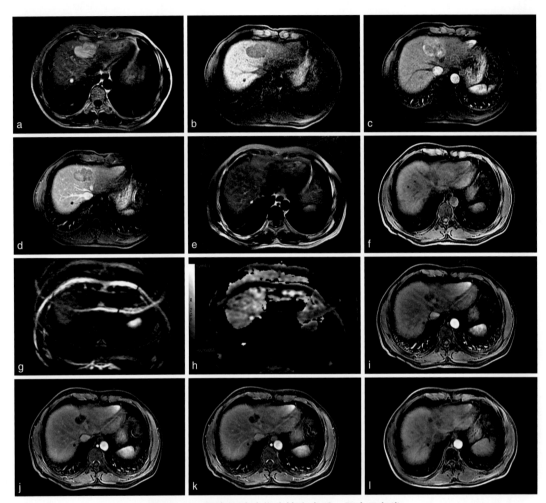

图3-2-3　肝癌经动脉化疗栓塞术后，肝内无复发

47岁男性，a～d.术前，肝左叶大小约49mm×35mm×26mm团块型HCC。a.T₂WI呈稍高信号；b.T₁WI呈低信号；c.动脉期；d.门静脉期，示病灶呈快进快出并"假包膜"形成；e～l.术后1年余复查，肝左叶HCC行TACE术后改变，病灶约26mm×19mm；e.T₂WI呈稍高信号；f.T₁WI呈稍低信号；g.DWI；h.ADC示病灶弥散未见明显受限；i～k.增强扫描示病灶未见明确血供，未见明显假包膜形成；l.肝胆期示病灶信号整体低于肝实质、部分明显减低

【诊断要点】

本例HCC行TACE后：病灶明显缩小，T₁WI呈稍低信号，T₂WI呈稍高信号，DWI呈低信号，ADC图呈相对稍高、高信号，增强扫描各期病灶均未见明确血供，肝胆期病灶呈低信号。如果肿瘤出现残留和复发，则通常可出现弥散受限且在Gd-BOPTA注射后动脉期可出现相对富血供的强化表现，门静脉期、延迟期较动脉期强化减弱。

【病案点评】

HCC是起源于肝细胞的富血供恶性肿瘤，90%血供来自肝动脉。我国80%的肝癌患者发生于乙型肝炎病毒感染。目前，经TACE被公认为是最常用的肝癌非手术治疗方法之一。常规TACE（conventional－TACE，cTACE）：通常指经皮将导管超选择插管至肝癌的供血动脉内，先采用带有化疗药物的碘化油乳剂对肝癌供血动脉末梢进行栓塞，然后选择明胶海绵、空白微球和聚乙烯醇PVA（polyvinyl alcohol，vinyl alcohol polymer）等颗粒栓塞剂加强栓塞效果。

肝癌TACE术后随访及疗效评估，首选采用CT或MRI增强扫描。其中CT对于碘油沉积最为敏感，但常因为碘油沉积的高密度容易掩盖肿瘤的强化或容积效应难以判断血供情况，而易导致肿瘤的残留或复发的漏诊。MRI（Gd-BOPTA）检查则对于肿瘤的残留与复发的评估最为敏感。

在MRI影像评估疗效时，可结合实体瘤治疗疗效评价标准的修订标准（mRECIST）分为4个层面：①完全缓解：MRI显示所有目标病灶内动脉期无增强显影，各期均未见明确血供，肝胆期呈相对低信号；②部分缓解：目标病灶（动脉期增强显影）的直径总和减少30%，弥散部分受限，肝胆期呈低、稍低信号；③进展：目标病灶（动脉期增强显影）的直径总和增加20%或出现新病灶，呈"快进快出"并弥散受限，肝胆期呈相对低信号；④稳定（stable disease，SD）：目标病灶（动脉期增强显影）的直径总和缩小未达部分缓解或增加未达到进展。

检查该病例为中年男性，以"确诊'肝癌'1年余"为主诉入院。患者1年余前完善相关检查，确诊"原发性肝细胞癌"，行"经皮股动脉肝TACE"。术后多次复查肝MRI（Gd-BOPTA）检查，再次入院复查示病灶未见明显肿瘤存活或复发，其MRI影像表现较为典型。

（陈向荣　林钱森　黄日升）

病例4　肝癌TACE术后，肝内病灶短期复发

【病例介绍】

患者男，48岁。发现乙型肝炎30余年，近来无明显诱因出现乏力，活动后加重，休息后可稍缓解，2018年7月查上腹部MRI示肝左叶-右前叶占位性病变，考虑原发性肝细胞癌。于2018年7月16日行肝TACE术。2018年9月复查上腹部MRI示肝左叶-右前叶病灶较前增大，门静脉右前支新发癌栓形成。

【影像技术】

注射方式：经外周静脉注射Gd-BOPTA，剂量0.1mmol/kg，速率2ml/s；动脉期（注药后20秒）、门静脉期（60秒）及延迟期（2分钟）、肝胆期（90分钟）扫描，序列VIBE：TR 3.92ms，TE 1.39ms，层厚3.0mm，FoV 309mm，体素大小1.7mm×1.2mm×3.0mm，翻转角9.0deg，带宽400Hz/Px。

【MRI 表现】

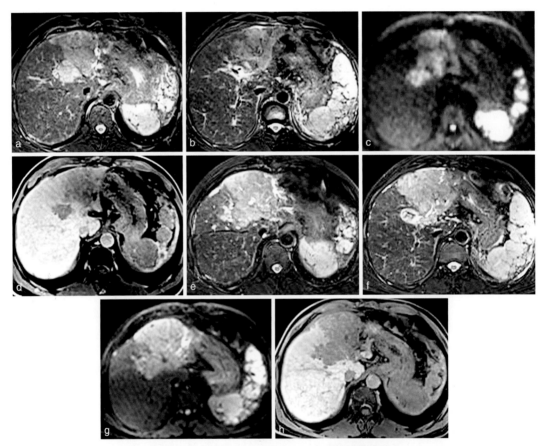

图3-2-4　肝癌TACE术后，肝内病灶短期复发

48岁男性，肝左叶-右前叶原发性肝细胞癌。a～d.为肝癌TACE术前MRI表现。a、b.T$_2$WI示肝左叶-右前叶团块状不规则形高信号影，门静脉右前支显示清楚；c.DWI示病灶呈高信号；d.肝胆期呈低信号；e～h.肝癌TACE术后2个月复查MRI；e、f.T$_2$WI示肝左叶-右前叶团块状不规则形高信号影，范围较前增大，门静脉右前支增粗，内见肿瘤组织；g.DWI示病灶呈高信号，范围较前增大；h.肝胆期呈低信号，范围较前增大

【诊断要点】

肝癌TACE术后复发灶的MRI（Gd-BOPTA）表现如下。

平扫　在T$_1$WI上病灶呈低信号，在T$_2$WI上呈高信号，部分病灶在T$_1$WI和T$_2$WI均呈等信号；DWI呈高信号，相应ADC图呈低信号。

增强　注射Gd-BOPTA后，典型表现为动脉期明显均匀或不均匀强化，门脉期强化程度降低，肝胆特异期显示为境界清晰的低信号病变区；部分病灶动脉期明显强化，门脉期及延迟期仍呈相对高信号，但肝胆期呈低信号表现；少部分病例也可表现为仅肝胆期呈低信号，动态增强三期均呈等信号改变。

【病案点评】

该病例为中年男性，乙型肝炎病史30余年，肝细胞癌TACE术后2个月返院复查，现肝内病灶范围较前增大，且门静脉右前支新出现癌栓，肝胆期低信号范围亦较前增大，提示TACE术后复发。

肝癌TACE是目前治疗原发性肝癌首选的非手术治疗方法，其治疗效果得到临床广泛验证。MRI动态增强扫描及DWI，在临床上已经用于评估肿瘤的治疗效果，并发挥出其在肿瘤疗效评估等方面中的优势。TACE治疗有效组肿瘤坏死明显，活性成分减少，ADC值会呈现明显升高，而治疗无效组术后肿瘤残留较多，导致ADC值升高不明显或无变化。

Gd-BOPTA是一种新型肝细胞特异性对比剂，它不仅具有非特异性细胞外对比剂的性质，还具有肝细胞特异性对比剂的特性，动态增强过程中，肝实质强化特点与Gd-DTPA动态增强扫描类似，注射后90～120分钟肝胆特异期扫描时，肝实质信号进一步增高，病灶与肝对比噪声比为各期中最高，病灶显示最为清晰。TACE术后肝癌残存组织或复发灶为T_1低信号，T_2高信号，增强后动脉期明显均匀或不均匀强化，门脉期强化程度降低，肝胆期显示为境界清晰的低信号病变区，病理基础是病变区失去正常代谢的肝细胞，从而不摄取经肝胆代谢的对比剂Gd-BOPTA。另外，部分复发灶在动脉期增强较明显，门脉期和平衡期仍为稍高信号或等信号，与肝硬化结节较难鉴别，而肝胆特异期表现为低信号，提示复发。或者少部分复发病灶在动脉期和门脉期显示不明显，在肝胆期显示清晰，表现为明显低信号。

综上所述，肝胆特异期图像对于肝癌TACE术后复发灶及早期转移灶的检出和定性有较大价值，尤其是部分微小病灶（<1cm）早期血供改变尚不明显，动脉期无明显特征性强化，诊断与鉴别诊断较难，肝胆特异期图像则可明显提高此类病灶的检出和定性诊断的信心。

（曹代荣　熊美连）

病例 5　肝癌射频消融术后，肝内无复发

【病例介绍】

患者男，73岁。6个月前因"体检发现肝占位"入院。外院CT增强考虑肝Ⅳ段肝

癌，患者乙型肝炎抗原阳性，AFP 474ng/mol，CEA、CA199均为阴性，遂行射频消融术（radio-frequency ablation，RFA），现行肝MRI平扫+增强复查。

【影像技术】

扫描序列包括常规的轴位T₂WI脂肪抑制序列、DWI、ADC，以及LAVA多期动态增强扫描。其中序列LAVA：TR 4.2ms，TE 1.6ms，层厚5.0mm，FoV 400mm×360mm，翻转角12.0deg，带宽199Hz/Px。

注射方式：经外周静脉注射Gd-BOPTA，剂量0.1mmol/kg，速率2ml/s；动脉期（注药后15～40秒）、门静脉期（60秒）及延迟期（3～5分钟）、肝胆期（100～120分钟）扫描。

【MRI 表现】

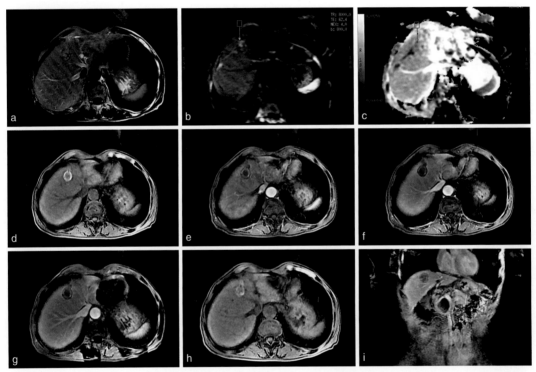

图3-2-5　肝癌消融术后，肝内无复发

73岁女性，HCC RFA后：a.病灶T₂呈高低混杂信号；b.DWI；c.ADC图，病灶弥散稍受限；d.增强前T₁压脂，病灶边缘环状高信号，中心不均匀略等信号；e.动脉期未见明显强化；f.门脉期；g.延迟期病灶仍未见明显强化，边缘环状高信号，中心相对肝实质低信号；h、i.肝胆期病灶周围仍可见环状高信号，中心呈低信号

【诊断要点】

本例患者RFA后：病灶呈不均匀T₁高信号，T₂稍高信号，增强扫描各期病灶均未见明显强化，肝胆期病灶呈低信号；各期病灶周围始终存在环形T₁高信号带。如果肿瘤出

现残留和复发，则通常在消融灶边缘出现局限性和结节状强化。

【病案点评】

近年来，RFA治疗肝肿瘤以其微创、安全、疗效可靠而得到认可，并已在国内外广泛开展。射频凝固原理是将射频电极插入肿瘤内通过射频发生器发射射频电流（200～1200kHz），激发组织细胞进行等离子震荡，离子相互撞击产生热量达到80～100℃。射频消融术是一种微创的肿瘤物理治疗技术，借助于超声或CT等影像技术引导，将电极针插入肿瘤内，通过射频能量使病灶局部组织产生高温，最终导致凝固性坏死而灭活肿瘤。肝癌射频消融术作为局部消融手段之一，在肝癌治疗领域已经广泛用于肝恶性肿瘤的治疗中，显示出一种很有前景的治疗方法。RFA后原发性肝癌转归：完全消融；肿瘤部分残留或肿瘤局部复发；肝内其他部位癌灶的再发；肝外转移。

HCC RFA治疗后消融完全的MRI改变规律为：局部治疗后早期（尤其1个月内）治疗区边缘炎性反应带，呈T_1低、T_2高信号；随着时间延长而减弱或消失；消融灶在T_1WI上大部分呈高信号，信号欠均匀，T_2WI上或夹杂少许明显高信号，增强扫描部分可见环状强化，伴或不伴动脉期周围正常肝实质异常灌注。环状强化主要由于肝组织对热损伤的充血反应引起，而这种反应吸收较快，RFA后如有肿瘤成分残留，在MRI的典型表现为射频消融区边缘不规则增厚或异常信号，T_1WI上呈不均匀的等、低混杂信号，在T_2WI上呈相对高信号，特别是增强扫描在消融灶边缘出现局限性和结节状明显强化，有助于与坏死区域周围水肿、出血、炎症等导致的高信号相鉴别。

（陈向荣　赵育财　黄日升）

■ 病例6　肝癌射频消融术后，肝内病灶短期复发 ■

【病例介绍】

患者男，68岁。患者既往有乙型肝炎病史，现肝癌综合治疗后返院复查，3个月前行MRI引导下RFA。实验室检查：CEA、CA199、CA125、AFP、甲胎蛋白异质体均为阴性。

【影像技术】

注射方式：经外周静脉注射Gd-BOPTA，剂量0.1mmol/kg，速率2ml/s；动脉期（注药后20秒）、门静脉期（60秒）及延迟期（2分钟）、肝胆期（90分钟）扫描，序列VIBE：TR 3.9ms，TE 1.4ms，层厚3.0mm，FoV 250mm×380mm，体素大小1.7mm×1.2mm×3.0mm，翻转角9.0deg，带宽400Hz/Px。

【MRI 表现】

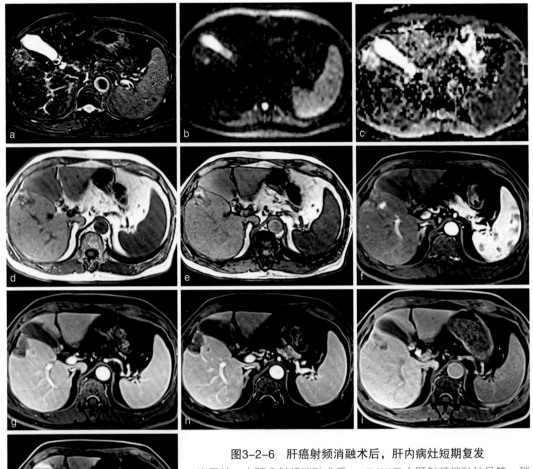

图3-2-6　肝癌射频消融术后，肝内病灶短期复发

68岁男性，右肝癌射频消融术后。a.T_2WI示右肝射频消融灶呈等、稍长T_2信号，其内侧见一结节状长T_2信号；b.DWI；c.ADC示射频消融灶内侧一结节弥散受限；d.同相位；e.反相位T_1WI示射频消融灶呈不均匀高信号，其内侧小结节呈低信号；f.动脉期示射频消融灶未见强化，其内侧小结节明显强化；g.门静脉期；h.延迟期示射频消融灶内侧小结节呈不均匀低信号；i.肝胆期与j.前一次复查肝胆期比较，射频消融灶内侧新出现一明显低信号结节，考虑肝癌RFA后复发

【手术结果】

患者在CT引导下再次行肝癌微波消融术，之后复查肝MRI，局部未见"速升速降"强化结节。

【诊断要点】

肝癌射频消融后复发，其MRI（Gd-BOPTA）表现如下。

平扫　肝癌射频消融灶一般呈不均匀短T_1、稍长T_2信号；术区周围复发灶呈长T_1、长T_2信号。

增强　注射Gd-BOPTA后，射频消融灶未见强化，复发灶动脉期强化呈高信号，门静脉期及实质期强化减弱呈低信号，呈"速升速降"强化，肝胆期呈低信号。

【病案点评】

该病例为老年男性，有乙型肝炎病史，肝癌综合治疗后返院复查，3个月前行MRI引导下肝癌射频消融术；现射频消融灶旁见一结节状长T_1、长T_2信号，增强呈"速升速降"强化，肝胆期呈低信号，考虑肝癌复发。

当肝癌病灶较大或靠近大血管时，RFA后复发率更高，RFA是通过直接热效应引起细胞死亡。RFA前后肝癌组织变化在磁共振上主要表现为信号差异，术前肿瘤组织主要呈长T_1、长T_2信号，可见强化，术后原肿瘤区由于组织出血、凝固坏死，在T_2WI上信号减低，坏死区周围出现炎性、水肿、出血等变化。当有肿瘤复发时，消融灶周围病灶T_2信号升高，增强呈"速升速降"强化，肝胆期由于肿瘤内不存在有摄取Gd-BOPTA功能的肝细胞，病灶呈低信号。

综上所述，使用肝细胞特异性对比剂Gd-BOPTA有助于RFA后肿瘤复发的评价及明确诊断；肝癌治疗后首次复查，肝胆特异期可作为随访的基础片，肝胆期显示低信号灶，尤其是较小病灶时，较常规MRI平扫及增强更敏感，若随访中肝胆期新出现低信号灶，对诊断肿瘤复发具有提示意义。

（曹代荣　林　娜）

病例7　其他类型的微创治疗后评价

【病例介绍】

患者女，62岁。发现乙型肝炎10余年，2014年11月因"反复乏力9个月余，AFP逐渐升高"为主诉入院。查上腹部MRI示"肝右叶多发占位性病变，考虑原发性肝细胞癌；肝左内叶海绵状血管瘤"。于2014年12月在MRI引导下行射频消融术+^{125}I粒子植入术治疗。2015年1月返院复查MRI示"肝右叶病灶呈治疗后改变，未见明显复发征象"。2018年6月再次返院复查MRI未见明显复发征象。实验室检查：肝功能：乳酸脱氢酶253U/L↑（参考值 120~250U/L），总胆汁酸 10.5μmol/L↑（参考值 0~10μmol/L）；肿瘤标记物阴性：AFP 2.52ng/ml（参考值 0~13.6ng/ml）；乙型肝炎DNA测定阴性；乙型肝炎病毒核酸＜5.00E+02IU/ml（参考值＜5.00E+02IU/ml）。

【影像技术】

注射方式：经外周静脉注射Gd-BOPTA，剂量0.1mmol/kg，速率2ml/s；动脉期（注药后20秒）、门静脉期（60秒）及延迟期（2分钟）、肝胆期（90分钟）扫描，序列VIBE：TR 3.9ms，TE 1.4ms，层厚3.0mm，FoV 250mm×380mm，体素大小1.7mm×1.2mm×3.0mm，翻转角 9.0deg，带宽 400Hz/Px。

【MRI 表现】

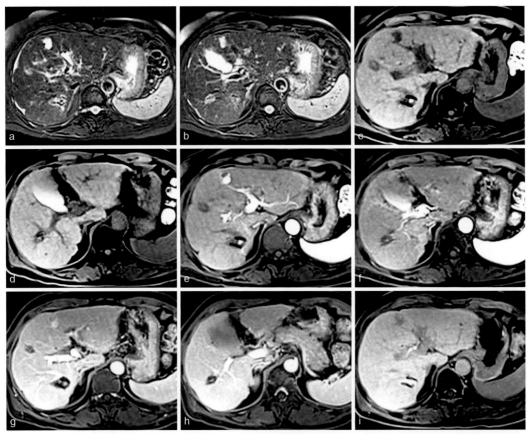

图3-2-7　肝右叶肝癌射频消融+¹²⁵I粒子植入术后，未见明显复发灶

a、b.压脂T₂WI示肝右叶见结节状混杂信号结节影，内见短条状低信号粒子影；c、d.T₁WI示平扫示肝右叶结节状低信号影，信号不均匀，边界清楚；e、f.动脉期示病灶未见强化，周围肝实质未见异常强化灶；g、h.延迟期肝内未见明显异常强化灶；i.肝胆期示治疗后病灶呈低信号，其中肝Ⅶ段粒子植入灶内见片状高信号影，考虑肿瘤组织坏死后对比剂渗入所致可能，余肝内未见明显异常低信号灶。其中肝Ⅳ段海绵状血管瘤较治疗前相仿

【手术结果】

患者在MRI引导下行肝癌RFA+¹²⁵I放射性粒子植入术。术后2015年及2018年复查MRI，肝内病灶呈治疗后改变，未见明显复发灶。

【诊断要点】

肝癌微创治疗（¹²⁵I粒子植入）后病灶MRI（Gd-BOPTA）表现如下。

平扫　肝癌粒子植入后一般在T₁WI上呈不均匀高信号，T₂WI呈等或低信号，可见短条状低信号粒子影，病灶周围亦可见斑片状稍高信号，DWI呈等-低信号，ADC图呈高信号。

增强　注射Gd-BOPTA后，治疗后病灶典型表现为不强化，呈相对低信号；若病灶周围出现炎性反应可表现为环形延迟强化，肝胆期呈低信号。

【病案点评】

^{125}I粒子植入可用于治疗无外科手术指征、乏血供或血供复杂或多次治疗效果不佳的HCC，且易于操作、并发症少，具有较高的肿瘤局部控制率及术后患者生存率，在肝癌治疗中逐渐受到重视。肝癌对放射线敏感，^{125}I粒子主要通过释放γ射线在肿瘤组织间产生直接和间接作用：①直接作用，破坏肿瘤细胞化学键及其DNA合成；②间接作用，使肿瘤组织产生氧自由基诱导氧化应激损伤及肿瘤细胞凋亡。通过影响肿瘤代谢，破坏肿瘤血管，诱导细胞凋亡，以达到治疗肝癌的目的。

参考世界卫生组织实体肿瘤评价标准将介入治疗前后影像学上各相互垂直的肿瘤最大直径的乘积进行比较，疗效评价分为：①完全缓解：肿瘤完全消失，影像学检查不能显示肿瘤或仅有聚集的金属粒子影；②部分缓解：肿瘤缩小，乘积比治疗前减小≥50%；③无变化：乘积比治疗前减小<50%或增大<25%；④进展：乘积比治疗前增大≥25%或出现新病灶。该病例为中老年女性，乙型肝炎病史，肝右叶肝癌行射频消融术+^{125}I粒子植入术治疗，术后42个月复查，术区仅见短条状低信号粒子影，局部及周边肝实质未见异常强化影，肝胆期未见异常低信号，符合完全缓解影像表现。

（曹代荣　熊美连）

病例 8　其他类型的微创治疗后评价

【病例介绍】

患者男，50岁。2015年8月发现乙型肝炎，肝功能异常，上腹部MRI示肝Ⅴ段占位性病变，小肝癌可能性大，于（2015年8月31日）行B超引导下肝癌无水酒精消融治疗术、经皮肝组织穿刺活检术，肝穿病理结果回报："肝细胞性肝癌"。2015—2017年每6个月复查1次上腹部MRI未见明显复发征象，2017年11月MRI示肝Ⅷ段新见异常强化结节。实验室检查AFP阴性。

【影像技术】

注射方式：经外周静脉注射Gd-BOPTA，剂量0.1mmol/kg，速率2ml/s；动脉期（注药后20秒）、门静脉期（60秒）及延迟期（2分钟）、肝胆期（90分钟）扫描，序列VIBE：TR 3.9ms，TE 1.4ms，层厚3.0mm，FoV 250mm×380mm，体素大小

1.7mm×1.2mm×3.0mm，翻转角9.0deg，带宽400Hz/Px。

【MRI 表现】

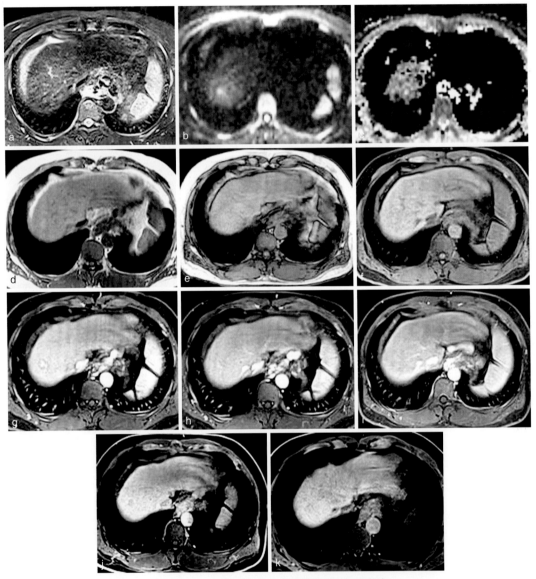

图3-2-8　肝右叶肝癌无水酒精治疗2年后复发

a.压脂T₂WI图像，肝Ⅷ段结节呈等信号；b、c.DWI呈高信号，相应ADC图呈低信号；d、e.同反相位呈稍高信号；f.平扫VIBE呈等信号；g.动脉期明显强化；h、i.门脉期及延迟期呈等信号显示不清；j.肝胆期呈低信号，边界清楚；k.为前一次复查时肝胆期图像，肝Ⅷ段未见明显低信号结节

【手术结果】

患者在B超引导下行肝癌无水酒精消融治疗术。术后两年期间每6个月复查一次上腹部MRI均未见明显复发征象，2017年11月（约26个月）复查MRI示肝Ⅷ段新见异常强化

结节。并于2017年12月在B超引导下行"肝癌射频消融术"。

【诊断要点】

肝癌无水乙醇治疗后复发灶MRI（Gd-BOPTA）表现如下：

平扫 消融灶周围复发灶或肝内新发病灶在T_1WI呈低信号，在T_2WI上呈高信号，部分病灶在T_1WI和T_2WI均呈等信号；DWI呈高信号，相应ADC图呈低信号。

增强 注射Gd-BOPTA后，复发灶动脉期强化呈高信号，门静脉期及实质期强化减弱呈低信号，呈"速升速降"强化，肝胆期呈低信号。部分病灶动脉期明显强化，门脉期及延迟期仍呈相对高信号，但肝胆期呈低信号表现；少部分病例也可表现为仅肝胆期呈低信号，动态增强三期均呈等信号改变。因此，肝胆期可以早期发现肝癌无水乙醇治疗后复发灶。

【病案点评】

无水酒精治疗后肝内复发可分为病灶部位的局部复发和肝内出现新的复发病灶。该病例中年男性，乙型肝炎病史，小肝癌无水酒精治疗后26个月复查MRI提示肝内出现新发病灶，符合肝内复发表现，后行射频消融综合治疗。

瘤内无水酒精注射是化学消融方法中的一种，其治疗HCC的原理是高浓度乙醇能够渗透入肿瘤组织内，并在细胞水平发挥毒性作用，引起非选择性蛋白变性、细胞脱水，导致凝固性坏死，接着引起的纤维化和小血管的血栓形成，也促发细胞坏死。酒精很少向瘤外扩散，故对正常组织影响甚微；酒精可沿着穿刺针道扩散，虽然可伤及少量正常肝组织，但却减少瘤细胞种植的危险。

微创治疗前后肝癌组织变化在磁共振上主要表现为信号差异，术前肿瘤组织主要呈长T_1长T_2信号，增强强化，若病灶完全消融则在T_2WI上信号减低，坏死区周围可见斑片状稍高信号，主要是因为消融灶周围出现炎性反应、水肿、出血等变化。当有肿瘤复发时，消融灶周围病灶T_2WI信号升高，或肝内出现新的病灶，增强呈"速升速降"强化，肝胆期由于肿瘤内无有摄取功能的肝细胞，病灶呈低信号。

综上所述，使用肝细胞特异性对比剂Gd-BOPTA有助于微创治疗后肿瘤的残存、复发评价及明确诊断；肝癌治疗后首次复查，肝胆特异期可作为随访的基础片，肝胆期显示低信号灶，尤其是较小病灶时，较常规MRI平扫及增强更敏感。若随访中肝胆期新出现低信号灶，对肿瘤复发具有提示意义。

（曹代荣　熊美连）

第四章 肝储备功能评价

病例1 钆贝葡胺相对摄取值随着肝功能受损程度的变化情况

【病例介绍】

患者1：女，36岁，肝功能正常。患者2：男，39岁，Child-Pugh分级A级。患者3：男，45岁，Child-Pugh分级B级。患者4：男，51岁，Child-Pugh分级C级。

【影像技术】

注射方式：经外周静脉注射Gd-BOPTA，剂量0.1mmol/kg，速率2ml/s；动脉期（注药后20秒）、门静脉期（60秒）及延迟期（2分钟）、肝胆期（90分钟）扫描，序列VIBE：TR 3.9ms，TE 1.4ms，层厚3.0mm，FoV 250mm×380mm，体素大小1.7mm×1.2mm×3.0mm，翻转角9.0deg，带宽400Hz/Px。

【MRI表现】

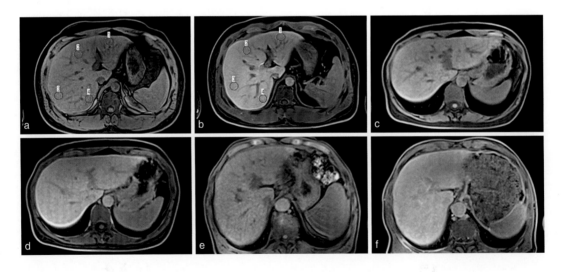

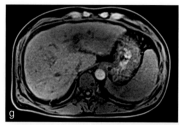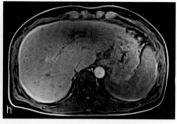

图4-1-1　钆贝葡胺相对摄取值随着肝功能受损程度的变化情况

肝功能正常者T₁WI。a.平扫图；b.肝胆期图像，肝功能Child-Pugh分级A级者T₁WI；c.平扫图；d.肝胆期图像，肝功能Child-Pugh分级B级者T₁WI；e.平扫图；f.肝胆期图像，肝功能Child-Pugh分级C级者T₁WI；g.平扫图及h.肝胆期图像。a、b所示的ROI分别为左肝外叶、左肝内叶、右肝前叶、右肝后叶平扫和肝胆期肝实质信号值的测量，肝相对强化程度（relative enhancement，RE）的计算公式为：$RE=(SI_{post}-SI_{pre})/SI_{pre}$，其中$SI_{post}$为注射钆贝葡胺后90分钟肝实质的信号强度，$SI_{pre}$为平扫时肝实质的信号强度。肝功能正常者及Child-Pugh分级A、B、C级者肝相对强化程度的值分别为0.93（a、b），0.90（c、d），0.46（e、f），0.31（g、h），钆贝葡胺相对摄取值随着肝功能受损程度加重而减低

【病案点评】

除了血液肝功能指标检查，在临床工作中肝MRI检查对肝损害患者起到越来越重要的作用。近几年已逐渐成为发现和显示肝局灶性和弥漫性病变有效且无创的方法。钆贝葡胺（Gd-BOPTA）是一种非特异性细胞外间隙和肝细胞特异性双重特性的对比剂，能被有功能的肝细胞特异性摄取并通过胆管系统排泄。经静脉注射后大部分经肾排泄，3%~5%通过有功能的肝细胞摄取后经胆管排泄。在血管期之后，有功能的肝细胞开始特异性摄取Gd-BOPTA，T₁加权图像上肝实质信号值逐渐增加，因此在肝胆期能显示肝实质的强化程度。有研究发现摄取Gd-BOPTA的肝细胞特异性转运体受细胞膜上的主动转运系统调解，如有机阴离子转运多肽（organic anion transporting polypeptide，OATP），因此，随着受损肝细胞数目增加，肝细胞膜上OATP表达减少，最终影响肝细胞对Gd-BOPTA的摄取，导致肝胆期肝实质强化程度降低。有研究表明Child-Pugh分级越高，肝硬化患者肝功能越差，肝胆期肝实质强化程度越低。

（曹代荣　陈晓丹）

病例 2　正常肝功能评估

【病例介绍】

患者男，48岁。因"间断腹泻2年余"入院。患者一般情况良好，既往无肝炎病史，查体无特殊发现。实验室检查：肝功指标均为阴性。

【影像技术】

注射方式：经外周静脉注射Gd-BOPTA，剂量0.1mmol/kg，速率2ml/s；动脉期

（注药后15~40秒）、门静脉期（60秒）及延迟期（3~5分钟）、肝胆期（90分钟）扫描，序列VIBE：TR 3.92ms，TE 1.9ms，层厚2.0mm，FoV 415mm，Voxel size 1.2mm×1.2mm×2.0mm，翻转角9.0deg，带宽440Hz/Px。

【MRI 表现】

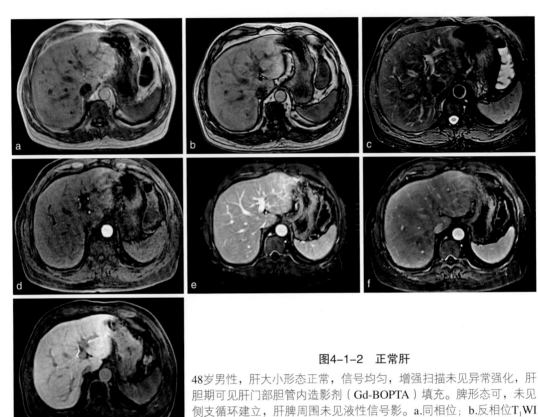

图4-1-2 正常肝

48岁男性，肝大小形态正常，信号均匀，增强扫描未见异常强化，肝胆期可见肝门部胆管内造影剂（Gd-BOPTA）填充。脾形态可，未见侧支循环建立，肝脾周围未见液性信号影。a.同相位；b.反相位T₁WI图像；c.T₂WI图像；d.动脉期；e.门静脉期；f.延迟期；g.肝胆期

【手术结果】

未手术。

【诊断要点】

肝功能的计算公式为：liver volume × [($\frac{SI_{post}\ of\ the\ liver}{SI_{post}\ of\ the\ spleen}$) −1]，公式中SI_{post} of the liver代表肝胆期肝的信号强度，SI_{post} of the spleen代表肝胆期脾信号强度，两者相除减1代表的是肝细胞摄取造影剂的能力，称之为肝功能系数。然后再乘以肝体积得出肝功能指数。

分别对肝功能正常者的肝5个叶进行体积和肝功能系数测量，体积分别为右前叶（518cm³）、右后叶（407cm³）、左内叶（416cm³）、左外叶（202cm³）、尾状叶（29cm³）。选取了肝胆期3个不同层面测量肝信号强度，最后取平均值，分别计算出肝各叶的肝功能系数，然后用肝功能系数乘以相应肝各叶的体积得到肝功能指数，分

别为右前叶（673）、右后叶（629.2）、左内叶（863.3）、左外叶（428.7）、尾状叶
（42.9），最后相加得到总体肝功能指数为2637.1。

（刘 屹 王 晓 刘正欣 刘 虎）

病例 3 轻度肝硬化

【病例介绍】

患者男，62岁。因"发现乙型肝炎表面抗原阳性9年"入院。患者一般情况良好，9
年前体检时发现乙型肝炎表面抗原阳性，4年前因"胆囊炎、胆结石"行腹腔镜下胆囊切
除术，术中观察肝怀疑肝硬化。查体无特殊发现。实验室检查：乙型肝炎DNA定量HBV
DNA＜100IU/ml。

【影像技术】

见本节病例2。

【MRI 表现】

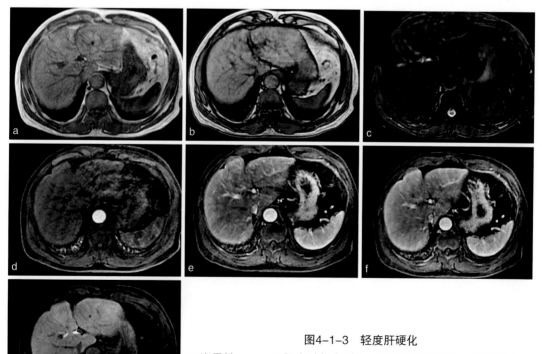

图4-1-3 轻度肝硬化

62岁男性，a～g示肝左叶轻度增大，肝信号略不均匀，肝裂增宽，肝边缘呈轻度结节样改变，增强后肝内未见异常强化。脾不大，未见明确侧支循环建立，肝脾周围未见液性信号影。a.同相位；b.反相位T_1WI；c.T_2WI；d.动脉期；e.门静脉期；f.延迟期；g.肝胆期

【手术结果】

肝未手术。4年前行腹腔镜胆囊切除术，术中所见：肝形态失常，怀疑肝硬化。

【诊断要点】

对于肝功能下降的患者，将肝分为两部分进行测量，分别为肝左叶及肝右叶，其中肝右叶包括了尾状叶。肝左右叶体积分别为：右叶（919cm³）、左叶（496cm³）。同样在肝胆期选取了3个不同层面测量肝信号强度，最后取平均值，分别计算出左右叶的肝功能系数，然后用肝功能系数乘以相应肝左右叶的体积得到肝功能指数，分别为：右叶（1340.1）、左叶（800.3），相加得到总体肝功能指数为2140.4，较正常肝功能指数（参见本节病例2：2637.1）略有下降。

（刘　屹　王　晓　刘正欣　刘　虎）

病例4　中度肝硬化

【病例介绍】

患者男，49岁。因"腹痛1周"入院。患者一般情况良好，否认肝炎病史，查体无特殊发现。实验室检查：GGTr 285U/L（参考值10～60U/L），总胆红素27μmol/L（参考值1.71～17.1μmol/L），直接胆红素8μmol/L（参考值1.71～7μmol/L）。

【影像技术】

见本节病例2。

【MRI表现】

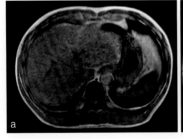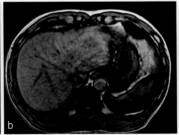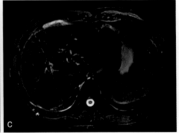

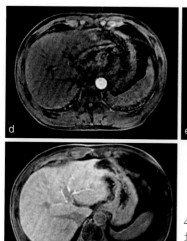
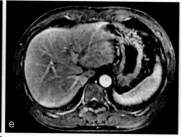
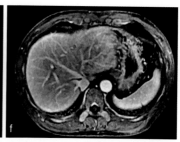
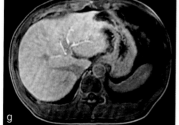

图4-1-4 中度肝硬化

49岁男性，a～g示肝体积略减小，肝左叶略增大，肝实质内信号欠均匀，边缘欠光滑，肝裂增宽。肝内未见异常强化。脾形态尚可。未见明确侧枝循环建立，肝脾周围未见液性信号影。a.同相位；b.反相位T₁WI；c.T₂WI；d.动脉期；e.门静脉期；f.延迟期；g.肝胆期

【手术结果】

肝未手术。

【诊断要点】

肝左右叶体积分别为：右叶（921cm³）、左叶（357cm³），同样在肝胆期选取了三个不同层面测量肝信号强度，最后取平均值，分别计算出左右叶的肝功能系数，然后用肝功能系数乘以相应肝左右叶的体积得到肝功能指数，分别为：右叶（1099.1）、左叶（501.5），相加得到总体肝功能指数为1600.6，与正常和轻度肝硬化患者的肝功能指数（参见本节病例2、病例3：2637.1、2140.4）比较均有下降。本例患者Child评分为7分，肝功能分级为B级，与本法测量结果基本一致。

（刘　屹　王　晓　刘正欣　刘　虎）

病例5 重度肝硬化

【病例介绍】

患者男，71岁。以"诊断为慢性乙型病毒性肝炎"入院。患者一般情况可，查体无特殊发现。肝MRI平扫提示肝硬化。实验室检查：GGTr 87U/L（参考值7～32U/L），白蛋白 29.6g/L（参考值35～55g/L），PT凝血酶原时间14.5秒（参考值9.8～12.1秒）。

【影像技术】

见本节病例2。

【MRI 表现】

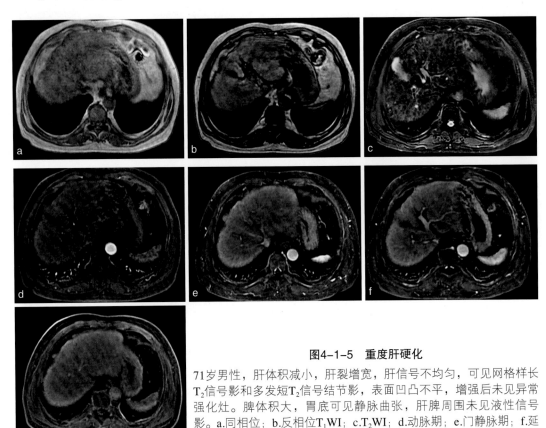

图4-1-5 重度肝硬化

71岁男性，肝体积减小，肝裂增宽，肝信号不均匀，可见网格样长
T_2信号影和多发短T_2信号结节影，表面凹凸不平，增强后未见异常
强化灶。脾体积大，胃底可见静脉曲张，肝脾周围未见液性信号
影。a.同相位；b.反相位T_1WI；c.T_2WI；d.动脉期；e.门静脉期；f.延
迟期；g.肝胆期

【手术结果】

肝未手术。

【诊断要点】

肝左右叶体积分别为：右叶（550cm³）、左叶（399cm³），同样在肝胆期选取了
三个不同层面测量肝信号强度，最后取平均值，分别计算出左右叶的肝功能系数，然后
用肝功能系数乘以相应肝左右叶的体积得到肝功能指数，分别为右叶（425.2）、左叶
（383.1），相加得到总体肝功能指数为808.3，明显低于前三个病例的肝功能指数，说明
肝储备功能严重下降。

【病案点评】

本组病例通过对正常和不同程度肝硬化患者进行Gd-BOPTA增强磁共振扫描，并且
利用肝摄取造影剂程度对肝功能进行检测，结果不仅与肝硬化影像学表现程度一致，而
且与Child分级也相符。说明采用Gd-BOPTA增强磁共振评价肝功能对于肝疾病患者有重

要的参考价值。

以前肝功能评价多采用以血液生化指标为基础的Child评分标准，但是此评分标准容易受到非肝病因素的干扰，而且只能评价肝总体的功能。然而患有肝硬化、慢性肝炎以及肝癌的患者，肝的受损程度并不是均匀一致的，所以分段评价肝功能更加准确。

对肝分段功能的评价，目前公认敏感性较高的是采用肝细胞可摄取造影剂增强磁共振检查，用以计算肝各个叶段的肝功能系数，再乘以相应叶段的肝体积，从而得到肝功能指数。这样测量的结果不仅不容易受到非肝病因素的干扰，而且还可实现分段肝功能测量。本组病例通过计算所得到的肝功能指数显示，随着肝硬化程度的加重，患者肝功能也逐渐降低，测量的数据较好地反映肝功能下降的程度，与肝Child分级也有较好的一致性。所以，此方法可以用在临床医生术前对患者的肝功能储备的评价，相信未来一定会在临床工作中得到更加广泛的认可和应用。

（刘　屹　王　晓　刘正欣　刘　虎）

病例 6　原发性肝癌的可切除性肝功能评价

【病例介绍】

患者男，55岁。因"腹痛、黄疸半个月"入院。患者一般情况良好，否认肝炎病史，查体无特殊发现。实验室检查：GGTr 293U/L（参考值10~60U/L），总胆红素29μmol/L（参考值1.71~17.1μmol/L），直接胆红素9μmol/L（参考值1.71~7g/L）。

【影像技术】

注射方式：经外周静脉注射Gd-BOPTA，剂量0.1mmol/kg，速率2ml/s；动脉期（注药后15~40秒）、门静脉期（60秒）及延迟期（3~5分钟）、肝胆期（90分钟）扫描，序列VIBE：TR 3.92ms，TE 1.9ms，层厚2.0mm，FoV 415mm，体素大小1.2mm×1.2mm×2.0mm，翻转角9.0deg，带宽440Hz/Px。

【MRI 表现】

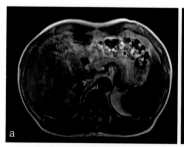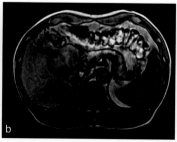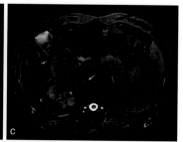

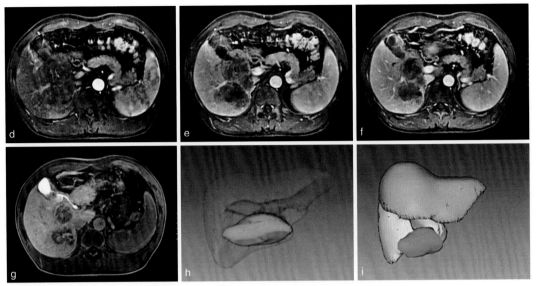

图4-1-6　原发性肝癌的可切除性肝功能评价

55岁男性，肝右叶占位，大小约11.2cm×6.7cm。a.同相位；b.反相位T₁WI；c.T₂WI示病灶呈混杂长T₁、长T₂信号改变，其内可见点片状短T₁、短T₂信号影；d.动脉期；e.门静脉期，病灶呈不均匀强化，中心可见无强化液化坏死区；f.延迟期（DP）病灶强化程度低于肝实质；g.肝胆期示病灶未摄取造影剂，呈低信号改变，同时可见肝门部胆管及胆囊内造影剂（Gd-BOPTA）填充；h.模拟病灶切除前三维重建图像（实性绿色区域代表肿瘤，半透明粉色代表正常肝）；i.模拟肝切除范围三维重建图像（实性绿色区域代表肿瘤，黄色区域代表拟切除的包含肿瘤在内的部分肝实质，粉色区域代表拟残留的部分肝实质）

【手术结果】

手术名称　肝Ⅴ、Ⅵ、Ⅶ段切除，胆囊、右半结肠及右肾上腺切除术，腹腔肿瘤灭活术。术中所见：肝呈小结节样硬化改变，轻度萎缩，少量腹水。肿瘤已部分破裂，破裂处被大网膜包裹，结肠受浸润处无法游离，整体切除肝Ⅴ、Ⅵ、Ⅶ段和右肾上腺、右伴结肠及大网膜。

大体标本　破开肿瘤见暗红色肝肿瘤，浸润结肠肝曲至肠腔内。

【诊断要点】

肿瘤切除前肝左、右叶体积分别为：右叶（935cm³，不包括肿瘤体积）、左叶（357cm³），模拟切除肝Ⅴ、Ⅵ、Ⅶ段和肿瘤后肝残留左、右叶体积分别为：右叶（426cm³）、左叶（357cm³）。同样在肝胆期选取了三个不同层面测量肝信号强度，最后取平均值，分别计算出左叶、右叶的肝功能系数，然后用肝功能系数乘以相应肝左叶、右叶的体积得到肝功能指数（公式见本节病例2）。切除前肝功能指数：右叶（1112.7）、左叶（499.8）；切除后肝功能指数：右叶（506.9）、左叶（499.8），相加得到总体肝功能指数为：切除前（1612.5），切除后（1006.7）。由此得出：①单纯按肝体积计算术后肝残留体积为783cm³，是术前肝总体积（1292 cm³）的60%；②术后残存肝功能指数1006.7，是术前肝功能指数（1612.5）的62%。众所周知，肝切除标准是：肝功能正常的患者术后必须保留约30%以上的残留肝体积，而轻、中度肝硬化患者至少需保留50%~60%以上的残留肝体积，以防止患者发生肝衰竭症状。该患者具有肝硬化症状，所以按照肝切除体积标准计算，模拟残留肝体积是60%；而按照肝功能指数计算，模拟残留肝功能比例是62%，比单纯按体积计算的残留肝具有的肝功能更多，因此保证该患者术后不会出现肝衰竭现象。事实的确如此，该患者术后平稳，恢复良好。提示肝功能指数与肝体积相比不仅能反应形态学的变化，更能反映患者残留肝组织的功能状态，比单纯肝体积测量更加可靠和准确。

（刘　屹　王　晓　刘正欣　刘　虎）

第五章 ｜ 胆管系统的显示和评价

第一节 肝移植术前供体评价 ▍

　　肝内胆管与肝动脉、门静脉被同一结缔组织鞘包裹，称为Glisson系统。胆管分支与肝分段命名一致。右肝管（right hepatic duct，RHD）分为右前肝管（RAD）与右后肝管（RPD），右后肝管分出SⅦ、SⅥ支胆管，分别走行于第Ⅶ与Ⅵ肝段内。右前肝管分出SⅧ、SⅤ支胆管，分别走行于第Ⅷ和第Ⅴ肝段内。SⅠ（尾状叶）胆管可汇入左右肝管、左右肝管汇合处及单独汇入左肝管，以后者最常见。左肝管分出SⅡ、Ⅲ支胆管，分别走行于同名肝段内。

▌ 病例1 胆管解剖分型Ⅰ型 ▌

　　经典型，最为常见，右前肝管和右后肝管汇合形成右肝管，左肝管和右肝管在肝门处汇合形成肝总管，肝总管与胆囊管汇合形成胆总管。此种类型胆管占总体约62.6%。

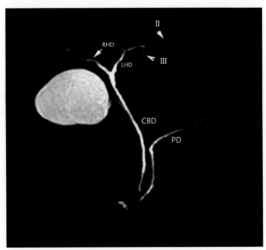

图5-1-1　Ⅰ型（经典型）胆管解剖示意图

45岁男性。MRCP显示正常胆管解剖：RHD：右肝管；LHD：左肝管；CBD：胆总管；PD：胰管

病例 2　胆管解剖分型 Ⅱ 型

　　该型缺乏右肝管，肝总管由右前肝管（right anterior duct，RAD）、右后肝管（right posterior duct，RPD）、左肝管汇合而成，且3支肝管汇合部轴线相交为一点，又称为三分叉型。此种类型胆管占总体约19%。

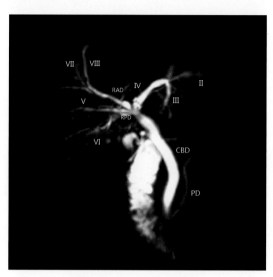

图5-1-2　三分叉型胆管

23岁女性，MRCP显示Ⅱ型胆管解剖。RAD：右前肝管；RPD：左后肝管

病例 3　胆管解剖分型 Ⅲ 型

　　该型无右肝管主干，右后肝管汇入肝总管，较为少见，此类型胆管占总体约5.8%。

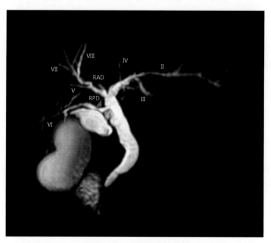

图5-1-3　Ⅲ型胆管

27岁女性，胆总管末段梗阻，呈Ⅲ型胆管解剖，
RPD于胆囊管上方直接汇入肝总管右侧壁

病例4　胆管解剖分型Ⅳ型

该型无右肝管主干，右后肝管汇入左肝管。此类型胆管最为少见，约占总体的1%。

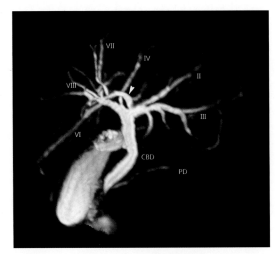

图5-1-4　Ⅳ型胆管解剖

37岁男性，箭头显示RPD直接汇入左肝管起始处后壁

（高玉颖　常　娜　王悦人）

第二节　肝移植术后

病例1　肝移植术后正常胆管表现

【病例介绍】

患者男，56岁。因"5年前因肝衰竭、慢性乙型肝炎、乙型肝炎后肝硬化行同种异体原位改良背驼式肝移植，现因定期复查"入院。患者术后恢复良好，目前无发热、腹胀、尿色加深及皮肤黄染等症状，既往行"门静脉支架置入"术、脾动脉栓塞术。实验室检查：血常规、血生化及乙型肝炎病毒基因均未见明显异常。

【影像技术】

注射方式：经外周静脉注射Gd-BOPTA，剂量0.1mmol/kg，速率2ml/s；动脉期（注药后15~40秒）、门静脉期（60秒）及延迟期（3~5分钟）、肝胆期（90分钟）扫描，序列VIBE：TR 3.92ms，TE 1.9ms，层厚2.0mm，FoV 360mm，体素大小1.2mm×1.2mm×2.0mm，翻转角9.0deg，带宽440Hz/Px。

【MRI 表现】

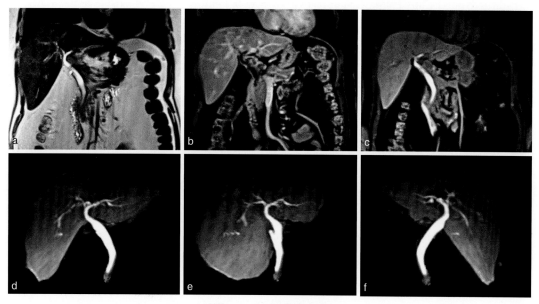

图5-2-1　肝移植术后

56岁男性，移植肝大小、形态及各叶间比例未见明显异常，肝实质信号均匀，胆囊缺如，胆总管最大直径约1.0cm。肝内胆管未见明显扩张及异常信号灶。a.冠状面T$_2$WI；b. 冠状面增强扫描-门脉期；c.冠状面增强扫描-肝胆期，肝门部胆管内见造影剂（Gd-BOPTA）填充；　d、e、f.胆管系统重建图像

【手术结果】

手术名称　同种异体原位肝移植术。

大体、标本镜检　肝大小约15cm×12cm×10cm，表面及切面均呈结节状，切面灰黄色，质中，浆膜面光滑，黏膜面粗糙。镜检：小叶结构破坏，被增生的纤维组织分隔，代之以大小不等的假小叶，肝细胞水肿气球样变，可见大片状坏死、点灶状坏死、细胞核磨玻璃样，部分肝细胞及胆管内可见淤胆，汇管区纤维组织增生。

病理诊断　大小结节混合性肝硬化伴慢性病毒性肝炎。

【诊断要点】

肝移植术后MRI（Gd-BOPTA）表现如下。

平扫　移植肝大小、形态及叶间比例未见明显异常，胆囊术后缺如，胆总管稍增宽，最大径约1.0cm，肝内胆管未见明显扩张。

增强　注射Gd-BOPTA后，肝及胆管系统于动脉期、门静脉期及延迟期均未见明确异常强化，在肝胆特异期冠状面可显示胆总管各段是否存在狭窄及扩张，在肝胆特异期

进行MIP重建可更清晰地显示肝内及肝外胆管情况。

【病案点评】

该病例为中年男性，因"肝衰竭、慢性乙型肝炎"行同种异体原位改良肝移植术，术后病理诊断为大小结节混合性肝硬化伴慢性病毒性肝炎。其术后MRI影像可较清晰地显示肝内胆管及胆总管情况，尤其肝胆期可明确显示胆总管的狭窄及扩张情况。

肝移植是治疗终末期慢性肝疾病和急性肝衰竭的有效方法。肝移植术后10%~20%的患者出现胆管并发症，这也是导致肝移植失败的主要原因之一。胆管并发症主要包括胆管狭窄、胆漏、胆管结石等，其中82%~87%为胆管狭窄，肝移植术后胆管狭窄程度的计算采用吻合口的管径与吻合口上方0.5~1.0cm处管径的比值。比值<0.33为重度狭窄，比值在0.34~0.66为中度狭窄，比值>0.67为轻度狭窄。本例肝移植患者胆总管管腔通畅，肝内外胆管显示良好，未见明显狭窄，为肝移植术后的正常表现。

由于胆管并发症临床和生化检查缺乏特异性，常需要通过影像学检查来诊断。目前常用的影像学检查包括超声、CT及MRI：①超声属于无创性检查，具有方便快捷、价格便宜、可重复等优点，但其诊断的灵敏度及特异度低于CT及MRI。②CT/MRI是诊断肝移植后胆管系统是否存在狭窄及扩张的主要手段。良好的CT和MR图像可以有效显示胆管系统的解剖情况。特别是MRI（Gd-BOPTA）肝胆特异期的MIP重建可模拟MRCP，清晰显示肝内胆管树全貌及肝外胆管情况。同时MRI增强扫描其他序列的应用还可以对肝移植术后血管系统进行评价。

综上所述，MRI（Gd-BOPTA）肝胆特异期重建图像能直观显示胆管树全貌，并可全面观察肝移植术后胆管并发症中胆管病变的部位和范围，提供胆管病变的整体信息，为胆系并发症的诊断提供重要依据。而增强扫描中其他序列的应用可同时评价胆管和血管两个系统，具有重要的临床应用价值。

（蒋　涛　唐艳华　刘童瞳）

病例2　肝移植术后胆管吻合口狭窄

【病例介绍】

患者男，39岁。"肝癌肝移植术后17个月返院"复查。患者术后恢复良好，目前无发热、腹胀、尿色加深及皮肤黄染，无腹泻、呕血、黑便等症状，既往乙型肝炎病史20年。个人史及家族史无特殊。实验室检查均未见明显异常。

【影像技术】

注射方式：经外周静脉注射Gd-BOPTA，剂量0.1mmol/kg，速率2ml/s；动脉期

（注药后15～40秒）、门静脉期（60秒）及延迟期（3～5分钟）、肝胆期（90分钟）扫描，序列VIBE：TR 3.92ms，TE 1.9ms，层厚2.0mm，FoV 360mm，体素大小1.2mm×1.2mm×2.0mm，翻转角9.0deg，带宽440Hz/Px。

【MRI 表现】

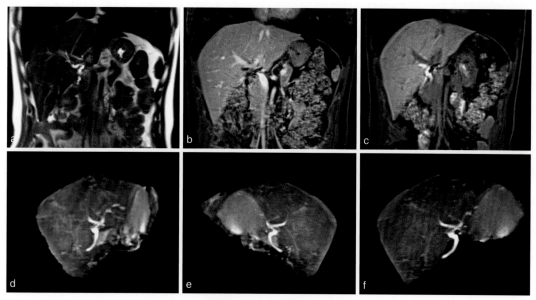

图5-2-2 肝移植术后

39岁男性，肝移植术后，移植肝大小、形态及各叶间比例未见明显异常，肝实质信号均匀，胆囊缺如，肝内胆管未见明显扩张，胆总管吻合口轻度狭窄，直径约0.4cm，其内未见异常信号影及明显充盈缺损。a.冠状面T₂WI；b.冠状面增强扫描-门脉期；c.冠状面增强扫描-肝胆期示肝门部胆管内可见造影剂（Gd-BOPTA）填充；d、e、f.胆管系统重建图像

【手术结果】

手术名称 同种异体原位肝移植术。

大体、标本镜检 肝大小约18cm×16cm×10cm，肝尾状叶见肿物影，邻近肝被膜，切面灰白灰黄质中。镜检：肝被膜下可见肿瘤细胞浸润，肿瘤细胞部分呈实性巢状，多排条索状排列，细胞中度异性，核仁明显，核分裂象可见。周围肝细胞部分脂肪样变及气球变性，汇管区可见炎性细胞浸润，小胆管增生。

病理诊断 肝被膜下中分化HCC，病变周围肝组织呈慢性活动性肝炎。

【诊断要点】

肝移植术后MRI（Gd-BOPTA）表现如下。

平扫 移植肝大小、形态及叶间比例未见明显异常，胆囊术后缺如，胆总管吻合口轻度狭窄，直径约0.4cm，肝内胆管未见明显狭窄扩张及充盈缺损影。

增强 注射Gd-BOPTA后，肝及胆管于动脉期、门静脉期及延迟期均未见明确异常强化，冠状面可见胆总管吻合口处局限性轻度狭窄，直径约0.4cm，肝胆特异期进行MIP重建可模拟MRCP，从而清晰显示胆总管狭窄的程度和具体部位。

【病案点评】

该病例为中年男性，因"肝内占位"行同种异体原位改良肝移植术，术后病理诊断为：肝被膜下中分化肝细胞肝癌，伴周围肝组织慢性活动性肝炎。其术后MRI影像表现较为典型，增强扫描肝胆特异期（Gd-BOPTA）重建可多角度较清晰显示胆总管吻合口处局限性轻度狭窄。

自肝移植术应用于临床开始，该手术已成为终末期肝病的首选治疗方式，原位肝移植术后的胆管并发症对于手术是否成功有着重要的意义。尤其是当胆管并发症没有被及早发现或处理时，移植患者的生命将会受到威胁。胆管并发症中胆管狭窄最常见，占胆管系统并发症的82%～87%，可分为吻合口狭窄和非吻合口狭窄，其中吻合口狭窄主要是由于术后胆瘘形成及胆管端端吻合处纤维化等造成，占胆管狭窄的60.9%。

大多数的胆管早期并发症发生于术后的几个星期，晚期并发症发生于术后的3个月甚至数年后。肝移植术后的胆管狭窄通常是隐匿发展的，约50%的胆管并发症发生在术后3个月，故肝移植术后早期应严密行肝功能检测。肝移植术后胆管狭窄程度的计算采用吻合口的管径与吻合口上方0.5～1.0cm处管径的比值。比值<0.33为重度狭窄，比值在0.34～0.66为中度狭窄，比值>0.67为轻度狭窄。本例患者的二者比值约为0.69，符合轻度狭窄。

由于胆管并发症的诊断常需要通过影像学检查，目前常用的检查方式有超声造影、CT及MRI：①超声造影可以显示胆管的通畅性和完整性，易于发现梗阻上方的胆管扩张，但超声在明确具体的狭窄部位时准确性较差。②CT对狭窄部位的显示欠清晰，一般通过间接征象（胆管扩张）来诊断，对于部分胆管未显示扩张的吻合口狭窄患者来说，存在假阴性结果。因而，CT并不能有效诊断吻合口狭窄。③增强MRI（Gd-BOPTA）检查恰好可以弥补这一缺陷，肝胆特异期MIP重建通过模拟MRCP可在病变早期就清晰显示出胆总管吻合口的狭窄程度及肝内外胆管的扩张情况，并提供胆管病变的整体信息，为胆管系统并发症的诊断提供重要依据，因此其诊断价值尤为突显。

综上所述，MRI（Gd-BOPTA）增强检查有助于明确诊断肝内外胆管的狭窄及扩张的严重程度，并为治疗提供更多可靠依据。

（蒋　涛　唐艳华　刘童瞳）

第三节 肝胆吻合术后评价

病例1 胆囊切除术后

【病例介绍】

患者男，42岁。因"上腹不适数小时"入院。患者有不洁饮食史，无腹痛、发热、恶心、呕吐、反酸、胃灼热、嗳气、腹胀及里急后重感。个人史及家族史无特殊。实验室检查：总胆红素25.8μmol/L，略增高，直接胆红素7.5μmol/L，略增高。血常规、肝功能及各肿瘤标记物均未见明显异常。

【影像技术】

注射方式：经外周静脉注射Gd-BOPTA，剂量0.1mmol/kg，速率2ml/s；动脉期（注药后15~40秒）、门静脉期（60秒）及延迟期（3~5分钟）、肝胆期（90分钟）扫描，序列VIBE：TR 3.92ms，TE 1.9ms，层厚2.0mm，FoV 360mm，体素大小1.2mm×1.2mm×2.0mm，翻转角9.0deg，带宽440Hz/Px。

【MRI表现】

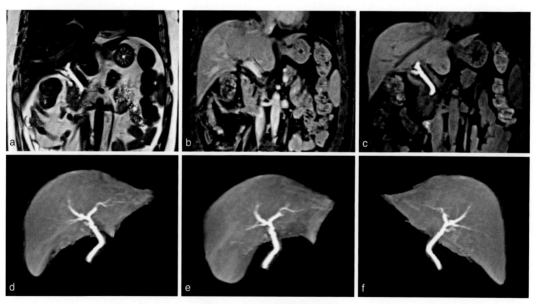

图5-3-1 胆囊切除术后

42岁男性，肝大小、形态及各叶间比例未见明显异常，肝实质信号均匀，胆囊未见明确显示，肝内、外胆管未见明显扩张及腔内低信号充盈缺损。a.冠状面T₂WI图像；b.冠状面增强扫描-门脉期；c.冠状面增强扫描-肝胆期（HBP）；d、e、f.胆管系统重建图像

【手术结果】

手术名称 胆囊切除术。

大体、标本镜检 破碎胆囊组织一堆，大小约5cm×5cm×2cm，壁厚0.2~0.6cm，浆膜面粗糙，黏膜面墨绿绒毯样，可见黑色及泥沙样结石。镜检提示部分胆囊上皮萎缩，部分黏膜腺体侵入肌层。

病理诊断 考虑慢性胆囊炎，胆囊结石。

【诊断要点】

胆囊切除术后正常MRI（Gd-BOPTA）表现如下。

平扫 肝大小、形态及叶间比例正常，肝门结构清晰，胆囊未见明确显示，肝内外胆管未见明显扩张及腔内低信号充盈缺损。

增强 注射Gd-BOPTA后，术区未见明确异常信号及强化影，增强扫描肝胆期肝内外胆管未见明显扩张，其内可见对比剂填充，肝胆期MIP重建图像显示较清晰。

【病案点评】

该患者为中年男性，因"上腹不适"入院，入院后行胆囊切除术，术后病理诊断为慢性胆囊炎、胆囊结石。其术后MRI为典型的胆囊切除术后正常改变，胆囊未见显影，肝内外胆管未见明显扩张，增强扫描冠状面肝胆期（Gd-BOPTA）及其MIP重建图可清晰显示肝内及肝外胆管。

胆囊切除术是外科常见的手术，绝大多数患者预后良好，但是术后仍有部分患者出现胆系并发症，其中最常见的并发症为：胆管结石、胆管损伤后狭窄或梗阻、残留胆囊或胆囊管过长、术后胆瘘等。由于临床表现及实验室检查缺乏特异性，影像学在诊断及随访中起到了重要的作用。目前影像常使用的检查方法包括超声、CT及MRI：①超声因经济实惠、操作简单，常作为术后复查的首选方式，为广大患者所接受，但超声对胆总管下段的显示易受到肠气干扰，且超声具有一定的操作者依赖性，其整体的诊断准确率不如CT及MRI。②增强CT扫描可以在多平面对病变进行显示，但CT对于与胆管对比度差的病变如胆固醇结石等的诊断较为困难，同时由于胆囊切除术后，胆系解剖结构发生改变，对于胆管狭窄、胆囊管残端过长、胆瘘的判断亦不准确。③增强MRI（Gd-BOPTA）可全方位、多角度地对胆管系统进行观察，特别是肝胆期进行的MIP重建，在视觉上类似于MRCP，观察图像时从任意方向旋转多方位显示胆管三维结构，有利于显示胆管解剖结构与病变的空间位置，更有利于对细小病变，尤其是胆管内细小结石的显示，从而做出定位及定性诊断。

综上所述，MRI是一种无创性胆管系统检查方法，其多序列成像技术在胆囊切除术后并发症的诊断中可发挥重要作用，肝胆期（Gd-BOPTA）MIP重建在视觉上接近MRCP

图像，立体感强，可为临床提供丰富的影像学信息，帮助选择合理的治疗计划，制订详细的治疗方案。

（蒋涛 唐艳华 刘童瞳）

病例2 胆肠吻合术后无复发

【病例介绍】

患者女，65岁。患者2年前无明显诱因出现双眼巩膜、全身皮肤黏膜黄染，伴食欲减退、乏力、夜间出汗，于外院检查诊断为胆管细胞癌，并行"肝离体切除、自体肝再植术"，病理证实为肝门部胆管细胞腺癌。术后随访发现肝Ⅴ段转移灶，后行转移灶消融术。

【影像技术】

注射方式：经外周静脉注射Gd-BOPTA，剂量0.1mmol/kg，速率1ml/s；动脉期（注药后23秒）、门静脉期（60秒）及延迟期（3分钟）、肝胆期（60分钟、120分钟）扫描，序列LAVA-FLEX：TR 3.9ms，TE 1.6ms，层厚2.0mm，FoV 420mm，体素大小0.74mm×0.74mm×2.0mm，翻转角15deg，带宽325.5Hz/Px。

【手术结果】

患者行"肝离体切除、自体肝再植术"，术后一般情况良好。

【MRI 表现】

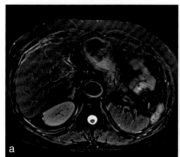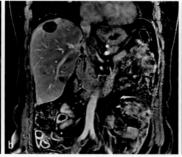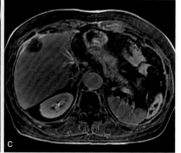

图5-3-2 肝门区胆管癌术后

患者肝左叶已切除，胆囊缺如。a.T$_2$WI图像，肝右叶包膜下消融灶，稍低T$_2$信号；b.门静脉期，消融灶未见强化，其余肝实质未见异常强化灶；c.肝胆特异期图像，肝右叶肝内胆管显示为高信号，未见扩张

【诊断要点】

常规的MRI检查，尤其是MRCP，可直观地显示肝内外胆管的解剖形态。当胆管系

统出现感染、肿瘤、外伤等病因时，所继发的狭窄、梗阻后扩张可被显示。但常规的MR成像不能直接地反映胆管系统的排泄功能。通过Gd-BOPTA胆管系统成像，不仅能清晰显示胆管系统的解剖形态，更能反映其排泄功能——Gd-BOPTA分泌进入胆管系统后进入小肠，从而观察其排泄的通畅情况。Gd-BOPTA胆管系统成像是胆管系统术后排泄功能的有效评估手段。术后常见的并发症包括吻合口狭窄、胆管系统损伤、胆漏（包括胆汁瘤）等，可通过Gd-BOPTA胆管系统成像来寻找含有高信号对比剂的胆汁是否有外漏，并显示胆漏的部位及胆系损伤的类型等。

【病案点评】

患者女，65岁，肝门区胆管癌术后、肝转移瘤介入术后、自体肝移植术后。

肝门区胆管癌生长缓慢，较少远处转移，但因其呈浸润性生长，易侵犯周围重要脏器，手术切除难度较大。随着外科手术水平的提高，手术切除率也逐渐上升。本例行肝门区胆管癌根治切除+肝左叶切除+近端胆管空肠吻合术。术后发现肝内有转移灶，后行转移灶微波消融术，成功灭活病灶。为了更好地观察胆肠吻合口的情况，静脉注射钆贝葡胺进行成像。肝胆特异期图像能很好地显示胆管的排泄情况，该病例肝右叶肝内胆管显示为高信号，近端与空肠相通，引流通畅，远端胆管未见扩张。

（谢传森　何浩强　曾斯慧）

病例3　胆肠吻合术后复发

【病例介绍】

患者女，66岁。患者4年前彩超发现胆囊占位，定期复查发现病变增大，1年前行"胆囊切除+胆总管切除+胆管空肠吻合术"，术后病理为中分化癌。近期复查出现转氨酶明显升高：ALT 527U/L（参考值＜50.0U/L），AST 661U/L（参考值＜40.0U/L），复查CT及MRI提示胆肠吻合口处复发及肝转移。

【影像技术】

注射方式：经外周静脉注射Gd-BOPTA，剂量0.1mmol/kg，速率1ml/s；动脉期（注药后25秒）、门静脉期（60秒）及延迟期（3分钟）、肝胆期（60分钟、120分钟）扫描，序列LAVA-FLEX：TR 4.3ms，TE 1.7ms，层厚2.0mm，FoV 380mm，体素大小0.74mm×0.74mm×2.0mm，翻转角15deg，带宽325.5Hz/Px。

【手术结果】

无手术，对症支持治疗。

【MRI 表现】

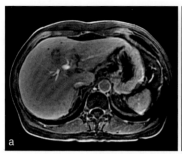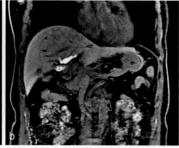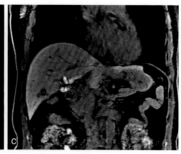

图5-3-3 术后胆肠吻合口复发

a~c.肝胆特异期图像：肝Ⅳ、Ⅴ段见数个结节，边界欠清，考虑为肝内多发转移灶。肝内胆管显示为高信号，轻度扩张，未见胆汁排泄至空肠内，梗阻点位于胆肠吻合口处，复发灶位于吻合口的稍下方

【诊断要点】

Gd-EOB-DTPA分泌入胆管系统后进入小肠，可清楚显示手术区域，特别是胆管系统吻合口的结构。

【病案点评】

为了更好地观察胆肠吻合口的情况，静脉注射钆贝葡胺进行成像。肝胆特异期图像能很好地显示胆管的排泄情况，该病例行"胆囊切除+胆总管切除+胆管空肠吻合术"，肝胆特异期图像能显示胆肠吻合口处由复发导致吻合口狭窄的情况。

（谢传森 何浩强 曾斯慧）

病例4 胰十二指肠切除术后

【病例介绍】

患者男，50岁。因"胰腺癌胰十二指肠切除术后、放化疗后白细胞低下"入院。患者术后恢复尚可，目前无发热、腹胀、尿色加深及皮肤黄染，无腹泻、呕血、黑便等症状。个人史及家族史无特殊。实验室检查未见明显异常。

【影像技术】

注射方式：经外周静脉注射Gd-BOPTA，剂量0.1mmol/kg，速率2ml/s；动脉期（注药后15~40秒）、门静脉期（60秒）及延迟期（3~5分钟）、肝胆期（90分钟）扫描，序列VIBE：TR 3.92ms，TE 1.9ms，层厚2.0mm，FoV 360mm，体素大小1.2mm×1.2mm×2.0mm，翻转角9.0deg，带宽440Hz/Px。

【MRI 表现】

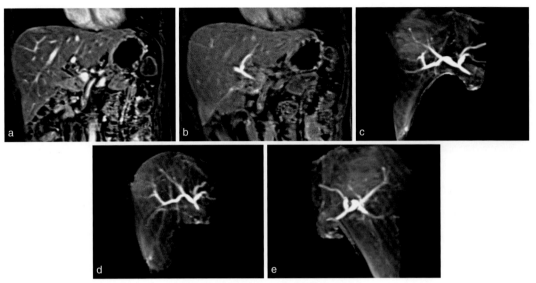

图5-3-4　胰十二指肠切除术后改变

50岁男性，胰管及十二指肠内可见置管影，吻合口未见明显异常。肝大小、形态及各叶间比例未见明显异常，肝实质信号均匀，胆囊未见显示，肝门区胆管与肠管吻合，肝内、外胆管未见明显扩张。a.冠状面增强扫描-门脉期；b.冠状面增强扫描-肝胆期（HBP），肝门部胆管内造影剂（Gd-BOPTA）填充；c、d、e.胆管系统重建图像

【手术结果】

手术名称　胰十二指肠切除术（外院术后）。

病理诊断　胰腺癌。

【诊断要点】

胰十二指肠切除术后，其MRI（Gd-BOPTA）表现如下。

平扫　胰头、十二指肠、胆囊及远端胃部分切除术后改变，术区未见明确异常信号影，肝大小、形态及叶间比例未见明显异常，肝门区胆管与肠管吻合，肝内及肝外胆管未见明显扩张，胰管内可见置管影。

增强　注射Gd-BOPTA后，术区动脉期、门静脉期及延迟期均未见明确异常强化，肝胆特异期MIP重建图像能更清晰地显示出肝内外胆管，可见肝门区胆管与肠管吻合，肝内外胆管未见明显扩张。

【病案点评】

该病例为中年男性，因"胰腺占位"行胰十二指肠切除术，术后病理诊断为胰腺癌。其术后MRI影像为正常术后改变，MRI检查可清晰地显示肝内胆管、胆总管及其吻合情况，增强扫描肝胆期冠状面可见肝内外胆管由造影剂填充，增强MRI

（Gd-BOPTA）肝胆期图像进行MIP重建后，可以更加清晰显示出吻合口有无狭窄扩张及胆瘘，以及肝内胆管是否存在异常改变。

胰十二指肠切除术是壶腹周围及胰头部疾病的标准手术方式。自1935年Whipple成功开展胰十二指肠切除术以来，历经80多年的发展，患者的死亡率降低到如今的1%~5%，但术后并发症的发生率仍然较高，其中最常见的术后并发症为胰瘘、胆瘘及术后出血。胰十二指肠术后并发症的发生，严重地影响着患者的生存率。

大多数患者术后临床表现缺乏特异性，影像学检查是患者术后评估的重要手段之一。目前影像常使用的检查方法包括超声、CT及MRI：①超声检查费用较低且无创，常是术后复查的首选，但由于术后术区结构较紊乱，且易受肠道气体的干扰，其诊断胆瘘、胰瘘及出血的灵敏度及特异度较低。②CT可进行快速容积扫描并进行多平面重建，扫描速度快、时间短、对患者的配合度要求相对较低，同时CT可全方位、多角度地对吻合口进行观察。但由于术区结构紊乱，胆管解剖系统及胰管结构术后发生改变，给术后并发症的判断造成一定困难。③增强MRI扫描（Gd-BOPTA）可多序列对吻合口进行观察，对于胆管系统的观察，肝胆期进行MIP重建可以多方位观察胆管三维结构、吻合口的情况，结合多平面T$_1$、T$_2$加权像可更准确地判断术后并发症的发生。

综上所述，MRI是一种安全、快速、优良的胆系成像方法，特别是肝胆期（Gd-BOPTA）MIP重建后可对胆管系统及术区吻合口进行更清晰的观察，再结合多平面常规T$_1$、T$_2$加权像，可为临床提供丰富的影像学信息，从而进一步指导治疗。

（蒋　涛　唐艳华　刘童瞳）

病例 5　肝门区胆管癌术后正常表现

【病例介绍】

患者女，49岁。2017年3月因"反复右上腹闷痛不适1个月余，尿呈浓茶色"就诊，诊断胆管恶性肿瘤（肝门部胆管癌），并行"肝胆管病损切除术（肝门部胆管癌根治术）+胆囊切除术+肝胆管-空肠吻合术"，术后病理示：肝总管高分化胆管腺癌，病变主体位于肝总管与左、右肝管汇合处，侵及左、右肝管，侵及肝总管壁近全层，邻近周围肝组织，伴查见神经侵犯，未累及胆囊胆总管。2018年12月返院复查。实验室检查：无特殊；肿瘤标志物阴性。

【影像技术】

注射方式：经外周静脉注射Gd-BOPTA，剂量0.1mmol/kg，速率2ml/s；动脉期（注药后20秒）、门静脉期（60秒）及延迟期（2分钟）、肝胆期（90分钟）扫描，序列VIBE：TR 3.9ms，TE 1.4ms，层厚3.0mm，FoV 250mm×380mm，体素大小1.7mm×1.2 mm

×3.0mm，翻转角9.0deg，带宽 400Hz/Px。

【MRI 表现】

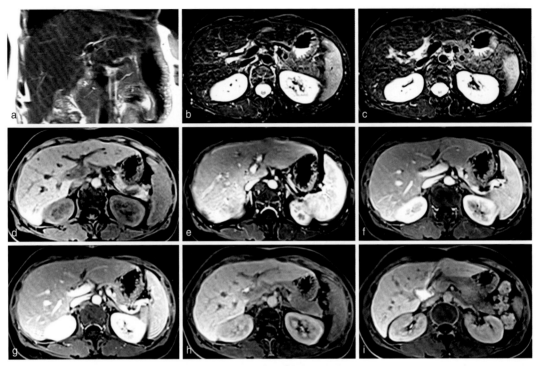

图5-3-5　肝门部胆管癌根治术后

49岁女性，肝门部胆管癌根治术后。a~c.T₂WI示肝总管、胆总管缺如呈术后改变，肝内胆管与空肠吻合，肝内胆管未见扩张；d. T₁WI平扫示肝内胆管呈低信号，直接汇入空肠；e~g.增强各期管壁未见强化，周围未见异常软组织信号影；h、i.肝胆期示肝内胆管见对比剂充填呈高信号，同时肝门部空肠肠腔内见经胆管排泄的对比剂显影

【手术结果】

患者既往行肝胆管病损切除术（肝门部胆管癌根治术）+胆囊切除术+肝胆管-空肠吻合术，现复查MRI显示胆囊及肝外胆管缺如，肝门区胆管与肠管相连，肝内胆管未见明显扩张。

【诊断要点】

肝门区胆管癌术后正常MRI（Gd-BOPTA）表现如下。

胆囊及肝外胆管缺如，肝门区胆管与肠管相连，肝内胆管未见明显扩张，胆管壁未见异常强化，周围无异常软组织影；肝胆期空肠肠腔内见对比剂显影。

【病案点评】

该患者肝门部胆管癌根治术后，行上腹部MRI平扫+增强（注射Gd-BOPTA）复查术后情况，影像显示肝外胆管缺如呈术后改变，肝内胆管未见扩张，与空肠直接吻合，增强肝门部未见复发征象，肝胆期空肠见对比剂显影。胆系术后常见的并发症包括吻合口狭窄、胆系损伤、胆漏（包括胆汁瘤）等。钆贝葡胺增强MRI胆管系统成像的优势在于通过胆管系统排泄成像，可清楚显示术后（尤其是复杂手术）的解剖变化，对比剂分泌入胆管系统后进入小肠，可清楚显示手术区域，特别是胆系吻合口的结构，当胆管系统发生损伤、胆漏时，增强胆管系统成像可发现损伤处含有高信号对比剂的胆汁外漏，并可清楚显示胆漏的部位及损伤的类型。另外，在使用钆贝葡胺前务必要先行常规平扫的T_1和T_2加权成像，然后再行增强扫描，只有平扫与增强相结合才能进一步显示胆管内部情况，确定阻塞的性质，做出正确的定位定性诊断，为临床治疗方案的拟定提供信息。

（曹代荣　熊美连）

附件

钆贝葡胺肝应用专家共识

中华医学会放射学分会腹部学组

钆贝葡胺（gadobenate dimeglumine，Gd-BOPTA，商品名莫迪司，Multihance）是一种磁共振T_1加权阳性双相对比剂，具有非特异性细胞外间隙分布和肝细胞特异性摄取的特点[1-3]，既可用于磁共振多期动态增强成像，又可在注射40~120分钟进行肝胆特异性期成像。因此，Gd-BOPTA在肝疾病的检出、定性诊断，胆管系统的显示等方面具有良好的应用前景。

尽管Gd-BOPTA已应用于临床，然而目前其在国内肝胆疾病的使用尚无统一共识。现经国内16名腹部影像学专家、2名肝胆外科专家及1名消化系统病理学专家多次讨论，以详实的参考文献为依据，结合临床应用经验，对Gd-BOPTA的理化特性、药代动力学特点、MRI扫描方案、生物安全性，在肝疾病的检出、定性诊断、疗效评估以及肝功能、肝硬化程度评估、胆管系统显示等方面达成共识，以规范和指导Gd-BOPTA在肝胆疾病中的应用，提升影像科及相关临床科室医生的整体诊断水平。

一、Gd-BOPTA 的理化特性及药代动力学特点

1.Gd-BOPTA 的理化特性

Gd-BOPTA是由顺磁性钆离子和螯合剂BOPTA结合的新型对比剂，BOPTA可在钆离子的周围形成稳定的八面球体，以葡甲胺作为唯一的成盐剂，并配以钆贝酸葡甲胺[4]，其不仅可缩短人体组织氢原子的纵向弛豫时间（r_1），还能轻微缩短横向弛豫时间（r_2）。Gd-BOPTA在人体血浆中的r_1和r_2值是常规非特异性细胞外间隙对比剂Gd-DTPA的2倍，其原理为Gd-BOPTA中亲脂性的苯环与血清蛋白呈微弱、短暂的结合，可提高氢质子的弛豫率[2, 5]。

2.Gd-BOPTA 的药代动力学特点

Gd-BOPTA的早期动物和临床药代动力学实验结果表明，静脉注射后可快速分布于血浆，并向细胞外间隙转移；随后经血窦和胆管膜上有机离子转运多肽（OATP1B1/B3）进

入肝细胞，经胆小管转运体多药抑制蛋白（MRP2）分泌进入胆小管内，并可通过血窦转运体MRP3/MRP4回到血窦。最后，约95%的Gd-BOPTA经肾排泄，约5%经胆管排泄[1-3]。

二、Gd-BOPTA 成像技术

由于Gd-BOPTA的双相增强作用，除了常规肝MRI扫描序列和增强后动态期扫描外，需要在动态期扫描后40~120分钟（必要时延迟至180分钟）进行肝胆特异期数据采集。

Gd-BOPTA扫描流程：①常规平扫：注射Gd-BOPTA前务必进行常规平扫，只有平扫与增强相结合，才可进一步显示胆管内部情况。②注射方式：经外周静脉注射Gd-BOPTA，剂量0.1mmol/kg（或0.2 ml/kg），速率2ml/s，随后相同速率下使用至少20ml生理盐水冲洗。③动脉期、门脉期及平衡期扫描：采用轴位3D T_1WI扰相梯度回波序列（如：VIBE，LAVA，THRIVE等）。注药后于15～20秒先行肝动脉期双期扫描（需注意单期扫描时间不超过10s，以确保一次屏气能采集到动脉早期和动脉晚期图像）；60秒左右行肝门静脉期扫描；之后可进行冠状面扫描以及在3～5分钟时行常规平衡期（延迟期）扫描。④肝胆特异期扫描：尽管注药后40～120分钟都可以进行肝胆特异期扫描，但实际工作中，对于肝功能正常患者，推荐90分钟后扫描，如要观察胆管情况，则120分钟扫描较为适宜；对于肝硬化患者，有时需延迟至3小时进行扫描，显示效能优于延迟1小时图像[6]。采集序列包括：轴位及冠状面VIBE，LAVA或e-Thrive。此外，调整肝胆特异期扫描翻转角有助于提高不同组织间显示差异，其最佳翻转角分别为20°~30°（肝与非肝组织）和20°（肝与胆管）[7]。

莫迪司扫描方案
总共扫描耗时：约30分钟
总共检查耗时：约2～3小时

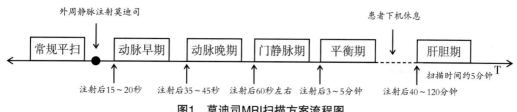

图1　莫迪司MRI扫描方案流程图

值得注意，当血清胆红素>50μmol/L时，不推荐使用Gd-BOPTA进行胆管造影[8]。Gd-BOPTA在中国的批准剂量为0.1mmol/kg [9]，与美国肝增强推荐剂量相同[10]，欧洲的批准剂量为0.05mmol/kg。[证据等级，IIc]

推荐： 肝功能正常者90分钟后采集较为适宜，如需显示胆管，则120分钟采集较为适宜；对于肝硬化患者，有时需要延迟至3小时进行扫描；扫描时注意调整翻转角。[证据等级，IIIa]

三、Gd-BOPTA 的生物安全性

早期Ⅱ期、Ⅲ期临床试验[11, 12]表明，按0.3mol/kg以下剂量给药时，患者耐受性良好，不良反应的发生率<1%，不良反应主要表现为高血压、恶心、呕吐、心动过速及过敏反应等。然而，上述不良反应轻微、短暂，能自行消退，与给予安慰剂的对照组间无明显差异。Gd-BOPTA被批准上市后经临床大量使用，有关其安全性的大数据统计分析表明，Gd-BOPTA不良反应发生率低[13, 14]。目前，尚无单独使用Gd-BOPTA导致任何成人肾源性系统性纤维化（Nephrogenic Systemic Fibrosis，NSF）的病例报道。

推荐：Gd-BOPTA总体不良反应发生率与其他钆剂无差异，可以常规使用。[证据等级，IIb]

四、Gd-BOPTA 的临床应用

肝脏局灶性病变检出和定性诊断

1. 肝良性病变

（1）肝细胞相关性病变

肝局灶结节性增生（focal nodular hyperplasia, FNH）：注射Gd-BOPTA后肝胆特异期图像可提高对FNH的诊断信心及准确率，并可与其他富血供肝病变进行更准确的鉴别诊断。FNH在肝胆特异期主要表现为高信号（68.0%~72%），部分等信号（21%~28.9%），极少数为低信号（3.1%~7%）[13, 14]；高信号模式分3种[13, 14]：均匀（58%~62%）、不均匀（16%~22%）及环形强化（20%~22%）。中心瘢痕在肝胆特异期常表现为低信号，偶为高信号[15]。与肝细胞腺瘤的鉴别：肝细胞腺瘤内常无胆管[16]，不摄取Gd-BOPTA，在肝胆特异性期为低信号[13]；少数肝细胞腺瘤亦可表现为高信号，如新分类中的炎症型肝细胞腺瘤，由于病变内存在少许胆管，肝胆特异期可表现为高信号；此外，病变本身在预扫图像上可呈高信号（肝细胞腺瘤的特点之一），而误判为对比剂摄取。

因此，肝胆特异期高信号病变，需要在预扫图像上判断其本身是否为高信号，以免误判。显著脂肪肝背景下[15, 17]，由于预扫时原本低信号病变即可表现为高信号，从而肝胆特异性期亦表现为高信号，并非强化，而是病变本身信号特征。

推荐：常规影像支持FNH需要进一步确认，当FNH表现不典型时，强烈推荐使用Gd-BOPTA。[证据等级，IIa]

（2）非肝细胞相关性病变

肝血管瘤：最常见肝良性富血供病变之一，组织学上包括多种类型，其中海绵状血管瘤最为常见。肝血管瘤使用Gd-BOPTA增强，MRI动态增强影像表现与常规细胞外间隙钆对比剂无明显差异。但在肝胆特异期，由于肝血管瘤无正常肝细胞存在，因此不能摄取Gd-BOPTA，表现为相对于肝实质的低信号。文献报道，肝胆特异期小血管瘤亦可表现为等信号或高信号[18-20]，原因可能为病灶内对比剂长时间残留蓄积所致[20]，但并非病灶本身摄取。

肝血管平滑肌脂肪瘤（hepatic angiomy olipoma，HAML）：少见肝间叶性肿瘤，由厚壁血管、平滑肌和成熟脂肪组成。其影像表现与各组分构成比例相关，影像表现多样，脂肪显示为其特征。目前，尚未见应用Gd-BOPTA的报道，但Gd-BOPTA细胞外间隙对比剂的特点可与常规MRI动态增强扫描时获得相似的影像表现，由于HAML不含正常肝细胞，肝胆特异期理论上不摄取Gd-BOPTA，表现为低信号。

2. 肝恶性病变

（1）小肝癌的检出及肝癌相关结节定性诊断

小肝癌定义：直径≤2cm的肝癌结节[21, 22]（目前小肝癌病变的大小国内外尚无统一定论，国内文献定义为1~3cm[23]）。肝硬化背景下高风险结节判定参照美国肝病研究学会标准的结节典型强化方式，MRI动态增强诊断效能优于CEUS和MDCT，具有中度敏感性和高度特异性。采用肝胆特异性造影剂扫描，肝胆特异期小肝癌检出率由65%提升至87%[21, 24, 25]。

推荐：慢性肝病所致肝硬化患者，当伴有高风险结节时，建议使用Gd-BOPTA，延迟足够时间，以获得肝胆特异期图像。

Gd-BOPTA对于肝癌相关结节定性诊断具有重要的应用价值。

肝癌的发生为复杂、多步骤演变过程，肝硬化背景下肝细胞癌大都经历了肝硬化结节→异型增生结节→肝细胞癌的逐步进展，即肝硬化结节、低度异型增生结节（lower grade dysplastic nodule，LGDN）、高度异型增生结节（high grade dysplastic nodule，HGDN）、早期HCC到进展期HCC[26, 27]。

肝硬化结节（cirrhotic nodule，CN）是指由纤维组织包绕的肝再生结节（regenerative nodule，RN），大小多为0.3~0.5cm，一般≤1cm。肝硬化结节内含正常肝细胞、Kupffer细胞及胆小管结构，周围由纤维间隔包绕，其结构和血供与正常肝细胞相似[27]。T_1WI呈等信号，偶见高信号，T_2WI呈等或低信号，强化方式和正常肝实质相似，少数在门脉期及延迟期呈相对低信号，肝胆特异期呈等或高信号。

异型增生结节（DN）直径多为1~1.5cm，无包膜。依据细胞和结构异常，分为LGDN和HGDN。LGDN表现T_1WI呈高或等信号，T_2WI呈等或低信号，由于LGDN仍以正常肝动脉及门静脉供血，因此动脉期呈轻度或无明显强化，门静脉期及延迟期呈相对等或稍低信号；肝胆特异期LGDN肝细胞摄取Gd-BOPTA功能正常，呈等信号。HGDN其细胞异型性程度尚不足诊断高分化肝细胞癌，T_1WI呈高或等信号，T_2WI呈等或稍低信号。HGDN较LGDN动脉及孤行动脉数量多、血供丰富，动脉期可呈轻、中度强化，或明显

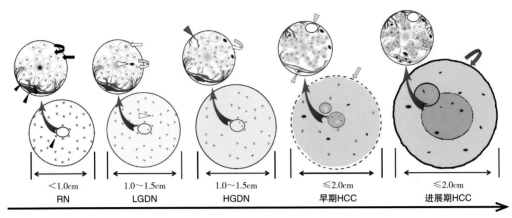

图2 肝硬化结节多步癌变示意图

RN图中▲所示为小叶间动静脉及胆管；*所示为中央静脉；➡所示为肝板；⮌所示为肝血窦。LGDN中△所示为孤行小动脉；⮌所示为大细胞改变；⮌所示为小细胞改变。HGDN图中▲所示为新生动脉。早期HCC图中 表示为结节内结节；△所示为间质浸润和脂肪变；⮌所指为结节边界不清。进展期sHCC图中⮌所示为新生小血管，➡所示为假包膜。肝硬化结节在癌变的发展中：①结节体积逐渐增大；②肝细胞的异型性逐渐显著、增多，细胞排列逐渐紧密、结构紊乱；③正常的肝动脉、门静脉血供逐渐减少，肿瘤新生动脉、孤行动脉增多；④代谢物质改变，可见脂肪变性，铁/铜沉积等；⑤细胞功能改变，肝细胞膜上OATP1B3表达逐渐减少，肝胆期对Gd-BOPTA的摄取减少，肝胆期信号降低，Kupffer细胞功能减退

强化，门静脉期及延迟期呈相对等或低信号[28-30]。HGDN中正常肝细胞不足50%，肝胆特异期Gd-BOPTA摄取量下降，呈等或稍低信号。

早期HCC边界不清，无包膜，伴有间质侵犯（与HGDN相鉴别）[31]。T_1WI主要呈等或稍高信号，T_2WI呈稍高信号，部分可呈等或低信号[32]；DWI扩散受限或不受限。Gd-BOPTA增强动脉期异常强化，门脉期及延迟期无典型廓清[33]。85%早期肝癌肝胆特异期为低信号，少数因肿瘤内残存正常肝细胞而呈等信号[34]。早期HCC与HGDN的MRI征象常重叠，难以鉴别，随访MRI有如下征象可提示癌变：A.结节增大；B.结节T_2WI信号增高；C.出现"结中结"；D.（假）包膜形成；E.扩散明显受限；F.动脉期动脉血供明显增加（提示早期HCC最重要征象[28, 30]）；G.肝胆期低信号[35]。进展期小肝癌一般指直径<2cm，边界清楚的结节[31]。病理上，约80%进展期小肝癌为高分化肝细胞癌，20%为低/中分化肝细胞癌。高分化进展期小肝癌，T_1WI呈高或低信号，T_2WI等或高信号；动脉期不明显强化，门脉期强化程度迅速减低呈低信号，延迟期假包膜强化呈高信号；肝胆期呈低信号，偶可呈等或高信号。低分化进展期小肝癌，为典型肝细胞癌增强表现，T_1WI呈低信号或高信号，T_2WI呈高信号；DWI扩散受限，增强扫描呈典型的"快进快出"表现，即动脉期呈高信号，门脉期及延迟期为低信号；肝胆期不摄取Gd-BOPTA，呈低信号[28, 29]。

肝硬化相关结节的影像诊断，常规影像表现多样，重叠性高，鉴别诊断难度较大。Gd-BOPTA增强扫描，综合分析结节的动态期和肝胆特异期表现，可提高诊断准确性[34]。

表1　肝硬化相关各类结节的MRI信号特点

	大小	T₂W	T₁W	DWI	T₁-AP	T₁-PVP	T₁-HBP	T₂-SPIO
RN	<1cm	低	稍高	低	（-）	（-）	摄取强化	（-）
LGDN	>1cm	低	稍高	低	（-）	（-）	摄取强化	（-）
HGDN	>1~2cm	低/等	稍高/等	低/等	稍有强化	等/稍低	多数摄取	显著降低
HCC	>1~2cm	稍高/等	低	稍高	迅速强化	强化程度降低	（大多数）无摄取	无降低

推荐：A. 肝癌高危因素患者肝内乏血供小结节随访，建议采用Gd-BOPTA行常规动态增强扫描及180分钟肝胆特异期延时扫描，提高病灶检出率及对病灶定性诊断的准确性。B. 肝胆特异期表现为低信号，有助于HCC与HGDN、LGDN的鉴别[30, 36]。[证据等级，IIb~III]

（2）非肝细胞相关恶性病变

肝胆管细胞癌诊断：肝内肿块型胆管细胞癌动态增强常表现为渐进性、向心性强化，Gd-BOPTA肝胆特异期，病变中心由于含丰富纤维组织，对比剂蓄积（pooling）而呈高信号（并非摄取），而病变外周由于纤维成分较少而呈相对低信号（对比剂"假洗脱"现象[37]），从而形成"靶征"[38-42]。Emilio等[43]联合应用T₁WI低信号、动脉期病变周边高信号、肝胆特异期病变周边等、低信号诊断肝硬化背景下肝内胆管细胞癌的准确度为95%。

推荐：采用Gd-BOPTA增强扫描观察"靶征"，尤其是肝胆特异期病变周边不摄取Gd-BOPTA呈相对低信号，有助于肝胆管细胞癌诊断。[证据等级，IIa]

肝转移瘤检出和诊断

肝转移瘤影像检出手段包括：多时相增强CT、MRI、FDG-PET和超声[44-48]。Meta分析显示MRI优于CT，被推荐为评估肝转移的一线检查方案[49]。使用Gd-BOPTA增强并结合DWI扫描[50]，对于1cm以下肝转移瘤的检出率较增强CT提高30%。

肝转移瘤Gd-BOPTA增强肝胆特异期常表现为"靶征"[38, 51]，即病变不摄取Gd-BOPTA的外周部分相对于摄取对比剂的肝实质呈低信号环，病灶中心对比剂蓄积表现为高信号。

推荐：Ga-BOTPA肝胆特异期"靶征"提示转移瘤可能。[证据等级，IIa]

五、肝肿瘤治疗后疗效评估

1. 肝细胞癌

肝细胞癌局部治疗包括肝细胞癌根治术、多种介入方法局部治疗等，判断治疗后肿瘤区域存活情况，对后续治疗方案、治疗时机的选择尤为重要。

（1）术区活性区、复发灶的检出：Gd-BOPTA增强能较好显示肝细胞癌局部治疗术区活性区，其典型表现为T_1WI低信号，T_2WI稍高信号，增强扫描动脉期明显强化，门脉期及延迟期强化程度减低，肝胆特异期呈低信号。肝胆特异期可显著提高肝内复发灶检出率及诊断准确性，尤其对肝内微小复发灶检出[52-54]。

（2）肝细胞癌治疗后随访复查：①局部治疗后早期（尤其治疗后1个月内），治疗区周围呈炎性改变，MRI表现为病灶周边边界不清的斑片状T_1WI稍低信号，T_2WI稍高信号；增强扫描动脉期呈轻度或明显强化，门脉期及延迟期较正常肝实质呈等或稍高信号；肝胆特异期呈稍低信号（炎症反应致肝细胞功能损伤，Gd-BOPTA吸收障碍），炎症反应随时间延长而减弱或消失。②肝硬化基础上局部治疗患者，Gd-BOPTA增强检查更易诊断局部异常灌注（动静脉瘘所致）。异常灌注MRI表现为T_1WI及T_2WI均呈等信号；增强后动脉期明显强化，门脉期呈稍高或等信号；延迟期、肝胆特异期局部灌注异常均呈等信号。

推荐：Gd-BOPTA增强可用于评价肝细胞癌局部治疗后术区周围是否有病灶残留、异常灌注；特别是对于肝硬化背景下肝细胞癌局部治疗后，鉴别肝内异常灌注、肝癌、肝硬化结节以及新发病灶（尤其直径<1cm）。[证据等级，IIb]

2. 非肝细胞癌

肝转移瘤局部治疗后疗效评价：局部治疗包括：肝转移瘤根治术、射频消融、TACE等多种治疗方式，相比首次转移瘤检出而言，使用Gd-BOTPA的MRI成像更有利于评价肿瘤治疗过程中病灶坏死是否彻底，残余肝是否有新发转移灶[55]。

肝转移瘤患者通常会采取辅助化疗，化疗后肝损伤常导致肝密度或信号区域或弥漫性改变。此基础上对术区是否有病灶残留或是否存在新转移灶的判定存在困难。肝转移瘤术区残留及肝内新发病灶典型MRI表现与原发病灶相关性较大，但肝胆期病灶均呈明显低信号，且Gd-BOPTA增强MRI对直径1cm以下肝转移瘤更具优势。新辅助化疗前后采用Gd-BOPTA增强MRI对病灶的检出率与^{18}F-FDG-PET/CT相似，可作为化疗后肝转移评估的首选检查方法[56, 57]。

推荐：①使用Gd-BOPTA评价肝转移瘤局部治疗后术区周围有无活性病灶，残余肝内有无小于1cm的新发病灶帮助较大。②推荐采用Gd-BOPTA对联合化疗治疗后患者术区局部是否残存活性病灶及残余肝实质内是否有新发病灶。[证据等级，IIb]

六、肝功能及肝硬化评估

1.Gd–BOPTA 与肝储备功能的评估

肝储备功能（Hepatic functional reserve）是指肝部分切除后或各种致病因子损伤后的修复和再生能力，主要由有功能的肝细胞总数、血-肝交换量及肝细胞微粒体功能决定[1]。肝功能不全系肝储备能力受损，尤其合并肝硬化和（或）慢性肝炎所致肝功能受损，是肝切除术后失代偿死亡的主要原因。术前准确评价肝功能储备能力对降低术后肝衰竭发生率具有重要意义[58, 59]。

影像学可无创、重复对肝段或肝段以下水平肝储备功能定量分析。扩散加权成像、波谱成像等技术对肝功能储备具有一定的评估作用，但存在定量分析困难、图像信噪比低、后处理复杂等缺陷，限制其临床应用。

普通MRI增强扫描主要反映病灶内的血供情况，而肝特异性对比剂肝胆特异期成像主要反映肝细胞的摄取水平。Patel等[60]研究发现Gd-BOPTA动态增强扫描不仅能反映肝功能，还可通过肝胆特异期评估肝功能储备[61]。Zhao等[62]研究证实Gd-BOPTA增强肝胆期肝实质强化程度具有定量评估肝功能和肝功能储备的潜力。

2.肝纤维化与肝硬化程度的评估

肝纤维化是由各种病因所致的肝慢性损伤，最终可发展为肝硬化和肝癌[63]。近年来大量临床数据表明，肝纤维化具有可逆转性，肝纤维化的早期诊断和治疗对预后至关重要[64]。

Gd-BOPTA为双相对比剂，动态增强不同期相多参数信息可用于评估肝纤维化及肝硬化程度[60, 64]。Patel等[60]利用Gd-BOPTA对肝硬化组和非肝硬化组患者行动态增强发现，肝硬化组患者的达峰时间、分布容积及平均通过时间均高于非肝硬化组患者，而DV和TTP是预测肝硬化的最佳灌注指标，其灵敏度为85.7%，特异度为100%；DCE-MRI中DV和TTP参数值与IVIM-MRI中各参数结合，可提供更为准确的肝硬化诊断信息。Zhao等[62]研究认为Gd-BOPTA动态增强扫描肝胆期RE值可有效区分早期和中晚期肝硬化，并无创、半定量评估肝纤维化及肝硬化程度。

推荐：Gd-BOPTA可无创、半定量评估肝纤维化、肝硬化程度以及肝的储备功能。[证据等级，IIb]

七、胆管系统的显示和评估

1.肝移植术前供体胆管评估

胆管系统变异率高，肝移植术前供体胆管系统评估对手术方式的选择至关重要。常规MRCP利用重T_2WI显示胆管结构，但其时间和空间分辨率均较低，易受假象和周围肠管伪影干扰。Gd-BOPTA肝胆特异期成像，采用屏气脂肪抑制3D-扰相梯度回波序列扫描，可用于胆管成像（CE-MRCP）[65]。CE-MRCP因对比剂排入胆管与T_1WI显影，不易受肠道内液体干扰，在肝胆管解剖方面的显示优于普通MRCP，二者联合评估胆管可明显提高诊断准确性[65]。

2. 肝移植术后及胆管术后胆管并发症评估

肝移植术后可发生多种胆管相关并发症（13% ~ 35%），包括胆汁漏、胆管狭窄、缺血性胆管病变、胆管梗阻和胆石形成等，其中胆汁漏和胆管狭窄最为常见[66]。胆汁漏常发生于移植术后30天内，常规MRI对少量腹水和漏出的胆汁鉴别困难，常无法确诊胆汁漏[67]。采用Gd-BOPTA行CE-MRCP，于T_1WI可显示漏出的对比剂，呈高信号，可证实胆汁漏及其部位[67]。胆管狭窄发生于移植后1 ~ 3个月，常规MRCP空间分辨率低，对胆管狭窄评估存在假阳性。此外，由于无法动态观察胆管排泄功能情况，因此无法评估术后胆管功能性梗阻。CE-MRCP通过胆管Gd-BOPTA的排泄，可克服上述缺点，准确评估胆管狭窄及功能性梗阻。因此，CE-MRCP较常规MRCP能更为准确评估胆管狭窄[67]，直观显示狭窄的位置，判定狭窄原因。缺血性胆管病变，早期表现为肝内小胆管不同程度扩张及狭窄，CE-MRCP可显示微小胆管，为缺血性胆管病变的诊断提供早期影像学依据。术后胆管扩张者，CE-MRCP可清晰显示扩张的胆管树、胆管扩张程度和范围。

胆管术后常见的并发症包括胆肠吻合口狭窄/损伤/渗漏、残余胆囊等[65, 68, 69]。Gd-BOPTA经胆管排泄进入小肠，可清楚显示胆肠吻合口区域的精细解剖情况，如吻合口狭窄、损伤、胆汁渗漏等。当吻合口区域发生损伤、渗漏时，肝胆特异期扫描可显示病变区域高信号的对比剂外渗，有助于明确渗漏的位置、程度及胆管系统损伤的类型[70]。

Gd-BOPTA应用于胆管系统检查，血清胆红素水平可直接反映胆管分泌及排泄功能，是影响胆管系统显影的关键。肝功能不全、持续性黄疸、血清直接胆红素过高的患者，由于胆管系统内对比剂浓度较低，可致胆管系统显影不佳或不显影[61]。

推荐：注射Gd-BOPTA后120分钟进行胆管显影。Gd-BOPTA肝胆特异期胆管成像联合常规MRCP检查，可在肝移植及胆管术前对胆管系统解剖情况进行客观评价，以指导手术，减少手术并发症。术后可用于了解胆管系统的解剖变化，明确胆管并发症的情况，作为判定胆管术后并发症的重要补充方法。[证据等级，IIa-III]

八、小结及展望

合理使用Gd-BOPTA进行肝胆特异期成像，有助于肝脏局灶性病变的检出及良、恶性病变定性诊断，有助于肝肿瘤治疗后疗效评估，更好地指导临床治疗及判断患者预后。同时Gd-BOPTA在肝功能定量评估、判定肝纤维化程度、胆汁淤积性肝病等方面具有良好的应用前景。

共识专家列表：王海屹（中国人民解放军总医院放射诊断科）；伍兵（四川大学华西医院放射科）；王劲（中山大学附属第三医院放射科）；李宏军（北京佑安医院医学影像中心）；李真林（四川大学华西医院放射科）；刘文亚（新疆医科大学第一附属医院医学影像中心）；陈敏（卫生部北京医院医学影像中心）；蒋涛（北京朝阳医院放射科）；赵心明（中国医学科学院肿瘤医院影像诊断科）；谢传森（中山大学附属肿瘤医院放射科）；贾宁阳（上海东方肝胆外科医院放射科）；高玉颖（中国医科大学附属盛京医院放射科）；曹代荣（福建医科大学附属第一医院影像科）；薛蕴菁（福建医科大学附属协和医院放射科）；顾万清（中国人民解放军总医院肝胆外科）；郑亚新（上海东方肝胆外科医院肝胆外科）；董辉（上海东方肝胆外科医院病理科）；叶慧义（中国人民解放军总医院放射诊断科）；宋彬（四川大学华西医院医学影像中心）

参考文献

[1] Pavone P, Patrizio G, Buoni C, et al. Comparison of Gd-BOPTA with Gd-DTPA in MR imaging of rat liver. Radiology, 1990,176(1):61-64.

[2] Cavagna FM, Maggioni F, Castelli PM, et al. Gadolinium chelates with weak binding to serum proteins. A new class of high-efficiency, general purpose contrast agents for magnetic resonance imaging. Investigative Radiology, 1997,32(12):780-796.

[3] Brismar TB, Dahlstrom N, Edsborg N, et al. Liver vessel enhancement by Gd-BOPTA and Gd-EOB-DTPA: a comparison in healthy volunteers. Acta Radiol, 2009,50(7):709-715.

[4] Vittadini G, Felder E, Musu C, et al. Preclinical profile of Gd-BOPTA. A liver-specific MRI contrast agent. Investigative Radiology, 1990,25 Suppl 1:S59-60.

[5] Shen Y, Goerner FL, Snyder C, et al. T1 relaxivities of gadolinium-based magnetic resonance contrast agents in human whole blood at 1.5, 3, and 7 T. Investigative Radiology, 2015,50(5):330-338.

[6] Jeong WK, Byun JH, Lee SS, et al. Gadobenate dimeglumine-enhanced liver MR imaging in cirrhotic patients: quantitative and qualitative comparison of 1-hour and 3-hour delayed images. J Magn Reson Imaging, 2011,33(4):889-897.

[7] Frydrychowicz A, Nagle SK, D'Souza SL, et al. Optimized high-resolution contrast-enhanced hepatobiliary imaging at 3 tesla: a cross-over comparison of gadobenate dimeglumine and gadoxetic acid. J Magn Reson Imaging, 2011,34(3):585-594.

[8] 范宪淼, 郑晓林, 张坤林, 等. 磁共振对比剂莫迪司在胆道造影的应用. 罕少疾病杂志, 2013,20(1):43-45.

[9] 上海博莱科信谊药业有限责任公司. 钆贝葡胺注射液说明书2016.

[10] Chu LC, Pozzessere C, Corona-Villalobos CP, et al. Evaluation of Hepatocellular Carcinoma Tumor Response After Transcatheter Arterial Chemoembolization Using Gadobenate Dimeglumine-Enhanced Liver Magnetic Resonance. J Comput Assist Tomogr, 2016,40(6):856-862.

[11] Morisetti A, Bussi S, Tirone P, et al. Toxicological safety evaluation of gadobenate dimeglumine 0.5 M solution for injection (MultiHance), a new magnetic resonance imaging contrast medium. J Comput Assist Tomogr, 1999,23 Suppl 1:S207-217.

[12] Kuwatsuru R, Kadoya M, Ohtomo K, et al. Clinical late phase II trials of MultiHance (Gd-BOPTA) for the magnetic resonance imaging of liver tumors in Japan. J Comput Assist Tomogr, 1999,23 Suppl 1:S65-74.

[13] Grazioli L, Morana G, Kirchin MA, et al. Accurate differentiation of focal nodular hyperplasia from hepatic adenoma at gadobenate dimeglumine-enhanced MR imaging: prospective study. Radiology, 2005,236(1):166-177.

[14] Grazioli L, Morana G, Federle MP, et al. Focal nodular hyperplasia: morphologic and functional information from MR imaging with gadobenate dimeglumine. Radiology, 2001,221(3):731-739.

[15] Goodwin MD, Dobson JE, Sirlin CB, et al. Diagnostic challenges and pitfalls in MR imaging with hepatocyte-specific contrast agents. Radiographics, 2011,31(6):1547-1568.

[16] Leese T, Farges O, Bismuth H. Liver cell adenomas. A 12-year surgical experience from a specialist hepato-biliary unit. Ann Surg, 1988,208(5):558-564.

[17] Roux M, Pigneur F, Calderaro J, et al. Differentiation of focal nodular hyperplasia from hepatocellular adenoma: Role of the quantitative analysis of gadobenate dimeglumine-enhanced hepatobiliary phase MRI. J Magn Reson Imaging, 2015,42(5):1249-1258.

[18] Pirovano G, Vanzulli A, Marti-Bonmati L, et al. Evaluation of the accuracy of gadobenate dimeglumine-enhanced MR imaging in the detection and characterization of focal liver lesions. AJR Am J Roentgenol, 2000,175(4):1111-1120.

[19] Goshima S, Kanematsu M, Watanabe H, et al. Hepatic hemangioma and metastasis: differentiation with gadoxetate disodium-enhanced 3-T MRI. AJR American Journal of Roentgenology, 2010,195(4):941-946.

[20] Fu GL, Du Y, Zee CS, et al. Gadobenate dimeglumine-enhanced liver magnetic resonance imaging: value of hepatobiliary phase for the detection of focal liver lesions. J Comput Assist Tomogr, 2012,36(1):14-19.

[21] Quaia E, De Paoli L, Angileri R, et al. Evidence of diagnostic enhancement pattern in hepatocellular carcinoma nodules </=2 cm according to the AASLD/EASL revised criteria. Abdominal Imaging, 2013,38(6):1245-1253.

[22] Tanimoto A, Lee JM, Murakami T, et al. Consensus report of the 2nd International Forum for Liver MRI. European Radiology, 2009,19 Suppl 5:S975-989.

[23] 中国抗癌协会肝癌专业委员会, 中华医学会肝病学分会肝癌学组, 中国抗癌协会病理专业委员会, 等. 原发性肝癌规范化病理诊断指南(2015年版). 中华肝胆外科杂志, 2015,21(3):145-151.

[24] Kierans AS, Kang SK, Rosenkrantz AB. The Diagnostic Performance of Dynamic Contrast-enhanced MR Imaging for Detection of Small Hepatocellular Carcinoma Measuring Up to 2 cm: A Meta-Analysis. Radiology, 2016,278(1):82-94.

[25] Kim TK, Lee KH, Jang HJ, et al. Analysis of gadobenate dimeglumine-enhanced MR findings for characterizing small (1-2-cm) hepatic nodules in patients at high risk for hepatocellular carcinoma. Radiology, 2011,259(3):730-738.

[26] Efremidis SC, Hytiroglou P. The multistep process of hepatocarcinogenesis in cirrhosis with imaging correlation. European Radiology, 2002,12(4):753-764.

[27] Kudo M. Multistep human hepatocarcinogenesis: correlation of imaging with pathology. Journal of Gastroenterology, 2009,44 Suppl 19:112-118.

[28] Choi JY, Lee JM, Sirlin CB. CT and MR imaging diagnosis and staging of hepatocellular

carcinoma: part I. Development, growth, and spread: key pathologic and imaging aspects. Radiology, 2014,272(3):635-654.

[29] Choi JY, Lee JM, Sirlin CB. CT and MR imaging diagnosis and staging of hepatocellular carcinoma: part II. Extracellular agents, hepatobiliary agents, and ancillary imaging features. Radiology, 2014,273(1):30-50.

[30] Gatto A, De Gaetano AM, Giuga M, et al. Differentiating hepatocellular carcinoma from dysplastic nodules at gadobenate dimeglumine-enhanced hepatobiliary-phase magnetic resonance imaging. Abdom Imaging, 2013,38(4):736-744.

[31] International Consensus Group for Hepatocellular NeoplasiaThe International Consensus Group for Hepatocellular N. Pathologic diagnosis of early hepatocellular carcinoma: a report of the international consensus group for hepatocellular neoplasia. Hepatology, 2009,49(2):658-664.

[32] Hanna RF, Aguirre DA, Kased N, et al. Cirrhosis-associated hepatocellular nodules: correlation of histopathologic and MR imaging features. Radiographics, 2008,28(3):747-769.

[33] Lin MT, Wang CC, Cheng YF, et al. Comprehensive Comparison of Multiple-Detector Computed Tomography and Dynamic Magnetic Resonance Imaging in the Diagnosis of Hepatocellular Carcinoma with Varying Degrees of Fibrosis. PloS One, 2016,11(11):e0166157.

[34] Quaia E, De Paoli L, Pizzolato R, et al. Predictors of dysplastic nodule diagnosis in patients with liver cirrhosis on unenhanced and gadobenate dimeglumine-enhanced MRI with dynamic and hepatobiliary phase. AJR Am J Roentgenol, 2013,200(3):553-562.

[35] Kierans AS, Leonardou P, Hayashi P, et al. MRI findings of rapidly progressive hepatocellular carcinoma. Magn Reson Imaging, 2010,28(6):790-796.

[36] Hamm B, Mahfouz AE, Taupitz M, et al. Liver metastases: improved detection with dynamic gadolinium-enhanced MR imaging? Radiology, 1997,202(3):677-682.

[37] Gabata T, Matsui O, Kadoya M, et al. Delayed MR imaging of the liver: correlation of delayed enhancement of hepatic tumors and pathologic appearance. Abdominal imaging, 1998,23(3):309-313.

[38] Mamone G, Marrone G, Caruso S, et al. Intrahepatic mass-forming cholangiocarcinoma: enhancement pattern on Gd-BOPTA-MRI with emphasis of hepatobiliary phase. Abdominal imaging, 2015,40(7):2313-2322.

[39] Jeon TY, Kim SH, Lee WJ, et al. The value of gadobenate dimeglumine-enhanced hepatobiliary-phase MR imaging for the differentiation of scirrhous hepatocellular carcinoma and cholangiocarcinoma with or without hepatocellular carcinoma. Abdom Imaging, 2010,35(3):337-345.

[40] Kim YK, Lee JM, Kim CS. Gadobenate dimeglumine-enhanced liver MR imaging: value of dynamic and delayed imaging for the characterization and detection of focal liver lesions. Eur Radiol, 2004,14(1):5-13.

[41] Grazioli L, Bondioni MP, Faccioli N, et al. Solid focal liver lesions: dynamic and late enhancement patterns with the dual phase contrast agent gadobenate dimeglumine. Journal of Gastrointestinal Cancer, 2010,41(4):221-232.

[42] Hwang HS, Kim SH, Jeon TY, et al. Hypointense hepatic lesions depicted on gadobenate dimeglumine-enhanced three-hour delayed hepatobiliary-phase MR imaging: differentiation between benignancy and malignancy. Korean J Radiol, 2009,10(3):294-302.

[43] Quaia E, Angileri R, Arban F, et al. Predictors of intrahepatic cholangiocarcinoma in cirrhotic patients scanned by gadobenate dimeglumine-enhanced magnetic resonance imaging: diagnostic accuracy and confidence. Clinical Imaging, 2015,39(6):1032-1038.

[44] Remedios D, McCoubrie P. Making the best use of clinical radiology services: a new approach to referral guidelines. Clinical Radiology, 2007,62(10):919-920.

[45] Martin DR, Danrad R, Hussain SM. MR imaging of the liver. Radiologic clinics of North America, 2005,43(5):861-886, viii.

[46] Schima W, Kulinna C, Langenberger H, et al. Liver metastases of colorectal cancer: US, CT or MR? Cancer Imaging, 2005,5 Spec No A:S149-156.

[47] Konopke R, Bunk A, Kersting S. The role of contrast-enhanced ultrasound for focal liver lesion detection: an overview. Ultrasound in Medicine & Biology, 2007,33(10):1515-1526.

[48] Niekel MC, Bipat S, Stoker J. Diagnostic imaging of colorectal liver metastases with CT, MR imaging, FDG PET, and/or FDG PET/CT: a meta-analysis of prospective studies including patients who have not previously undergone treatment. Radiology, 2010,257(3):674-684.

[49] Jhaveri K, Cleary S, Audet P, et al. Consensus statements from a multidisciplinary expert panel on the utilization and application of a liver-specific MRI contrast agent (gadoxetic acid). AJR Am J Roentgenol, 2015,204(3):498-509.

[50] Gehl HB, Bourne M, Grazioli L, et al. Off-site evaluation of liver lesion detection by Gd-BOPTA-enhanced MR imaging. European radiology, 2001,11(2):187-192.

[51] Thian YL, Riddell AM, Koh DM. Liver-specific agents for contrast-enhanced MRI: role in oncological imaging. Cancer Imaging, 2013,13(4):567-579.

[52] Lee HY, Lee JM, Kim SH, et al. Detection and characterization of focal hepatic lesions: comparative study of MDCT and gadobenate dimeglumine-enhanced MR imaging. Clin Imaging, 2008,32(4):287-295.

[53] Quaia E, Pizzolato R, De Paoli L, et al. Arterial enhancing-only nodules less than 2 cm in diameter in patients with liver cirrhosis: predictors of hepatocellular carcinoma diagnosis on gadobenate dimeglumine-enhanced MR imaging. J Magn Reson Imaging, 2013,37(4):892-902.

[54] Marin D, Di Martino M, Guerrisi A, et al. Hepatocellular carcinoma in patients with cirrhosis: qualitative comparison of gadobenate dimeglumine-enhanced MR imaging and multiphasic 64-section CT. Radiology, 2009,251(1):85-95.

[55] Gaujoux S, Goere D, Dumont F, et al. Complete radiological response of colorectal liver metastases after chemotherapy: what can we expect? Digestive surgery, 2011,28(2):114-120.

[56] van Kessel CS, Buckens CF, van den Bosch MA, et al. Preoperative imaging of colorectal liver metastases after neoadjuvant chemotherapy: a meta-analysis. Annals of surgical oncology, 2012,19(9):2805-2813.

[57] Dunet V, Halkic N, Prior JO, et al. Detection and Viability of Colorectal Liver Metastases After Neoadjuvant Chemotherapy: A Multiparametric PET/CT-MRI Study. Clinical Nuclear Medicine, 2017,42(4):258-263.

[58] 陈水平, 邵江华. 肝功能储备的检测方法. 中华肝胆外科杂志, 2008,14(2):142-144.

[59] 刘珏, 李勇. 评估肝功能储备的影像学技术新进展. 岭南现代临床外科, 2012,12(3):220-222.

[60] Patel J, Sigmund EE, Rusinek H, et al. Diagnosis of cirrhosis with intravoxel incoherent motion diffusion MRI and dynamic contrast-enhanced MRI alone and in combination: preliminary experience. J Magn Reson Imaging, 2010,31(3):589-600.

[61] Seale MK, Catalano OA, Saini S, et al. Hepatobiliary-specific MR contrast agents: role in imaging the liver and biliary tree. Radiographics, 2009,29(6):1725-1748.

[62] Zhao X, Huang M, Zhu Q, et al. The relationship between liver function and liver parenchymal contrast enhancement on Gd-BOPTA-enhanced MR imaging in the hepatocyte phase. Magnetic Resonance Imaging, 2015,33(6):768-773.

[63] 倪燕君, 王吉耀, 李海, 等. 慢性乙型肝炎患者肝纤维化无创诊断模型的评价. 中国临床医学, 2010,17(5):614-617.

[64] 杨娜, 冯蕾. 肝纤维化早期诊断的研究进展. 昆明医学院学报, 2012(1B):236-243.

[65] An SK, Lee JM, Suh KS, et al. Gadobenate dimeglumine-enhanced liver MRI as the sole preoperative imaging technique: a prospective study of living liver donors. AJR Am J Roentgenol, 2006,187(5):1223-1233.

[66] Laghi A, Pavone P, Catalano C, et al. MR cholangiography of late biliary complications after liver transplantation. AJR Am J Roentgenol, 1999,172(6):1541-1546.

[67] Boraschi P, Braccini G, Gigoni R, et al. Detection of biliary complications after orthotopic liver transplantation with MR cholangiography. Magnetic Resonance Imaging, 2001,19(8):1097-1105.

[68] Lee MS, Lee JY, Kim SH, et al. Gadoxetic acid disodium-enhanced magnetic resonance imaging for biliary and vascular evaluations in preoperative living liver donors: comparison with gadobenate dimeglumine-enhanced MRI. J Magn Reson Imaging, 2011,33(1):149-159.

[69] Lim JS, Kim MJ, Kim JH, et al. Preoperative MRI of potential living-donor-related liver transplantation using a single dose of gadobenate dimeglumine. AJR Am J Roentgenol, 2005,185(2):424-431.

[70] Frydrychowicz A, Lubner MG, Brown JJ, et al. Hepatobiliary MR imaging with gadolinium-based contrast agents. J Magn Reson Imaging, 2012,35(3):492-511.